专家与您面对面

骨质疏松症

主编 / 刘红旗 刘月梅

中国医药科技出版社

图书在版编目（CIP）数据

骨质疏松症 / 刘红旗，刘月梅主编 . -- 北京：中国医药科技出版社，
2016.1

（专家与您面对面）

ISBN 978-7-5067-7670-7

Ⅰ. ①骨…　Ⅱ. ①刘… ②刘…　Ⅲ. ①骨质疏松 – 防治　Ⅳ. ① R681

中国版本图书馆 CIP 数据核字 (2015) 第 144384 号

专家与您面对面——骨质疏松症

美术编辑　陈君杞

版式设计　大隐设计

出版　中国医药科技出版社

地址　北京市海淀区文慧园北路甲 22 号

邮编　100082

电话　发行：010-62227427　邮购：010-62236938

网址　www.cmstp.com

规格　880×1230mm $^{1}/_{32}$

印张　3 $^{7}/_{8}$

字数　60 千字

版次　2016 年 1 月第 1 版

印次　2016 年 1 月第 1 次印刷

印刷　北京九天众诚印刷有限公司

经销　全国各地新华书店

书号　ISBN 978-7-5067-7670-7

定价　19.80 元

本社图书如存在印装质量问题请与本社联系调换

内容提要

　　骨质疏松症怎么防？怎么治？本书从"未病先防，既病防变"的理念出发，分别从基础知识、发病信号、鉴别诊断、综合治疗、康复调养和预防保健六个方面进行介绍，告诉您关于骨质疏松症您需要知道的有多少，您能做的有哪些。

　　阅读本书，让您在全面了解骨质疏松症的基础上，能正确应对骨质疏松症的"防"与"治"。本书适合骨质疏松症患者及家属阅读参考，凡患者或家属可能存在的疑问，都能找到解答，带着问题找答案，犹如专家与您面对面。

专家与您面对面

丛书编委会（按姓氏笔画排序）

王　策	王建国	王海云	尤　蔚	牛　菲	牛胜德	牛换香
尹彩霞	申淑芳	史慧栋	付　涛	付丽珠	白秀萍	吕晓红
刘　凯	刘　颖	刘月梅	刘宇欣	刘红旗	刘彦才	刘艳清
刘德清	齐国海	江　莉	江荷叶	许兰芬	李书军	李贞福
张凤兰	张晓慧	周　萃	赵瑞清	段江曼	高福生	程　石
谢素萍	熊　露	魏保生				

前言

"健康是福"已经是人尽皆知的道理。有了健康,才有事业,才有未来,才有幸福;失去健康,就失去一切。那么什么是健康? 健康包含三个方面的内容,身体好,没有疾病,即生理健康;心理平衡,始终保持良好的心理状态,即心理健康;个人和社会相协调,即社会适应能力强。健康不应以治病为本,因为治病花钱受罪,事倍功半,是下策。健康应以养生预防为本,省钱省力,事半功倍,乃是上策。

然而,污染的空气、恶化的水源、生活的压力等等,来自现实社会对健康的威胁却越来越令人担忧。没病之前,不知道如何保养,一旦患病,又不知道如何就医。基于这种现状,我们从"未病先防,既病防变"的理念出发,邀请众多医学专家编写了这套丛书。丛书本着一切为了健康的目标,遵循科学性、权威性、实用性、普及性的原则,简明扼要地介绍了 100 种疾病。旨在提高全民族的健康与身体素质,消除医学知识的不对等,把健康知识送到每一个家庭,帮助大家实现身心健康的理想。本套丛书的章节结构如下。

第一章 疾病扫盲——若想健康身体好,基础知识须知道;

第二章 发病信号——疾病总会露马脚,练就慧眼早明了;

第三章 诊断须知——确诊病症下对药,必要检查不可少;

第四章 治疗疾病——合理用药很重要，综合治疗效果好；

第五章 康复调养——三分治疗七分养，自我保健恢复早；

第六章 预防保健——运动饮食习惯好，远离疾病活到老。

按照以上结构，作者根据在临床工作中的实践体会，和就诊时患者经常提出的一些问题，对100种常见疾病做了系统的介绍，内容丰富，深入浅出，通俗易懂。通过阅读，能使读者在自己的努力下，进行自我保健，以增强体质，减少疾病；一旦患病，以利尽早发现，及时治疗，早日康复，将疾病带来的损害降至最低限度。一书在手，犹如请了一位与您面对面交谈的专家，可以随时为您答疑解惑。丛书不仅适合患者阅读，也适用于健康人群预防保健参考所需。限于水平与时间，不足之处在所难免，望广大读者批评、指正。

编者

2015 年 10 月

目录

第6章 预防保健

——运动饮食习惯好，远离疾病活到老

第 1 章

疾病扫盲

若想健康身体好，基础知识须知道

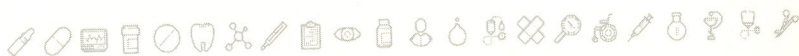

什么是骨质疏松

骨质疏松是一种以低骨量和骨组织微结构破坏为特征，导致骨质脆性增加和易于骨折的全身性骨代谢性疾病。本病常见于老年人，但各年龄时期均可发病。

骨质疏松的分类

骨质疏松症可分为原发性和继发性两类。原发性骨质疏松系指不伴引起本病的其他疾患；继发性骨质疏松则是由于各种全身性或内分泌代谢性疾病引起的骨组织量减少。此外，按发生部位亦可分为局限性或泛发性骨质疏松。

（1）原发性骨质疏松

又可分为幼年型骨质疏松、成年型骨质疏松、绝经期骨质疏松及老年性骨质疏松等数种。

（2）继发性骨质疏松

①内分泌代谢性疾病。皮质醇增多症、甲亢、甲旁亢、肢端肥大症、性腺功能减退症、糖尿病、痛风等。

②营养不良性疾病。热卡－蛋白质营养不良症、维生素（A，B，

C，D 等）缺乏症、慢性酒精中毒、长期吸烟、妊娠与哺乳、吸收不良综合征、胃肠切除术后等。

③遗传性疾病。成骨不全、高半胱氨酸尿症等。

④药物性。糖皮质类固醇激素、抗癫痫药物、抗肿瘤药物、肝素等。

⑤结缔组织疾病、类风湿性关节炎、系统性红斑狼疮、皮肌炎和多发性肌炎等。

⑥肿瘤。多发性骨髓瘤、肥大细胞病、白血病、骨肿瘤等。

⑦全身性疾病。尿毒症、慢性肾炎、肝硬化、慢性心衰等。

⑧失用性。长期卧床、截瘫、骨折、外伤性肌萎缩、肌营养不良综合征、太空飞行等。

WHO 规定的骨质疏松症定义，包括 4 条：骨质量减少（量），骨维结构损害（质），骨脆性增加和易于骨折（其共同结果）。

骨质疏松症是病吗

骨质疏松指单位体积内骨组织低于正常量，致骨外形虽在，但骨小梁稀疏，由此而引起压缩、变形、疼痛等一系列功能障碍，称骨质疏松症。单纯的骨质疏松能否算作疾病，目前尚有不同观点，有些学者认为是一种衰老状态，但并不是每个人到了一定年龄必然发生。一般认为，如果骨质疏松伴有骨折（包括显微骨折）、明显的腰背痛或神经症状，应视为疾病。患者多为老年人，特别是绝经期妇女，主要症状是腰背痛。疼痛可因胸椎或腰椎压缩骨折而致；也可因骨折后脊柱变形，继发小关节骨关节炎所致；也可能是保护性肌肉痉挛或肌肉韧带劳损所致。疼痛可在咳嗽、喷嚏、弯腰时加重，卧床休息后减轻，疼痛可沿肋间神经放射，或向腰骶部放散。有人分析骨质疏松症合并椎体压缩骨折者占44%，多发生在胸12与腰2之间，可因轻度外伤或持重物所引起。此类骨折经卧床休息后即可痊愈，但常遗留驼背畸形。

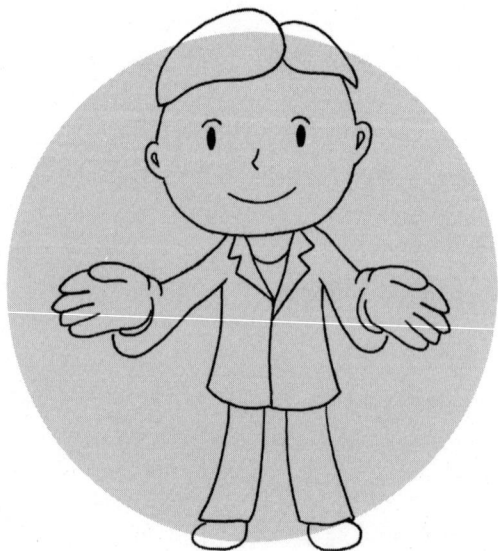

骨质疏松症的流行病情况

原发性骨质疏松症见于全世界，在迄今研究过的各种人群和地区都有发生，但其患病率在不同人群和不同地区有明显的差别。以白种人患病率最高，黄种人其次，黑人最低。这一疾病主要发生于绝经后妇女和老年男性，随着世界人口组成的老龄化，该病将有可能超过心血管病、肿瘤和糖尿病，成为影响人类健康的主要疾病。目前，全世界约有 7500 万原发性骨质疏松患者。骨质疏松的危害性主要在于其所引起的骨折，可发生于全身任何部位，最常见于腰椎、髋关节部位和桡骨。1999 年调查发现，中国 60 岁以上骨质疏松患病率，腰椎 2 ~ 4：男女分别为 11% 和 21%；股骨颈：分别为 11% 和 27%。绝经后妇女的 1/3 ~ 1/2 存在骨质疏松症。在美国，该病每年约使 150 万人发生骨折，与此相关的医疗费用超过 100 亿美元。年逾 65 岁的妇女中 1/3 将发生椎骨骨折，年龄更大时，1/3 的女性和 1/6 的男性将发生髋部骨折，其中 20% 死于骨折所致的各种并发症，另有 30% 需要长期的家庭护理。虽然我国目前尚缺乏骨质疏松并有骨折的确切发生率资料，但由于老年人口众多，估计数据将相当可观。截至 2014 年底，我国 60 岁以上的老年人口已达 2.12 亿，占总人口的 15.5%；据预测，至 2050 年我国老年人口将占总人口的

1/5 ~ 1/4，约有 4.8 亿。这样，保守地估计，未来 10 年我国骨质疏松的患者也将超过 3000 万，成为该病患者人数最多的国家。由此可见，骨质疏松症在中国同样不仅是一个医疗问题，也是一个严重的公共卫生和社会问题。

骨质疏松症的病因

原发性骨质疏松的病因未明，可能与下列因素有关。

（1）内分泌功能失常

①性激素缺乏。雌激素和（或）雄激素缺乏与比例失调，导致：蛋白质合成减少，骨基质生成不足；成骨细胞功能下降；甲状旁腺激素（PTH）对骨作用的敏感性增加；糖皮质激素对骨作用强度相对增高；肠钙吸收和肾小管钙重吸收降低，绝经期、老年性和卵巢早衰等引起的骨质疏松都可能与此有关，雌激素缺乏可能是绝经期骨质疏松的主要原因。

②PTH 分泌增多。一些原发性骨质疏松（骨高转换率性骨质疏松）者的血 PTH 轻度增高，这在老年性肾功能减退和糖耐量异常的患者中较明显；加上性激素缺乏、PTH 与性激素比例失常等原因，可导致骨质疏松。

③降钙素（CT）缺乏。绝经期后 CT 水平降低，可能因抑制骨吸收因素减弱而促成骨质疏松的发生。

④其他激素的作用。一些资料表明，原发性骨质疏松患者存在甲状腺激素、糖皮质激素、生长激素、生活因子（尤其是生长介素C）、胃泌素的分泌异常，但其病因意义并未阐明。

成骨细胞（OB）与破骨细胞（OC）组成骨重建单位。在健康成人体内破骨与成骨过程保持平衡，这有赖于 OB 与 OC 彼此之间有良好的互相调节。

破骨细胞属单核细胞／巨噬细胞谱系的细胞，在维持骨重建平衡及体内钙平衡中起关键作用。OC 的活化和受抑制又受 OB 及其他因素所调节。骨的基质细胞、成骨细胞和活性 T 淋巴细胞对 OC 的活化起支持作用，被称为"支持细胞"（SC/OB）。

"支持细胞"分泌巨噬细胞集落刺激因子（M-CSF）刺激多能单核细胞／巨噬细胞谱系发育为 OC 前体。"支持细胞"分泌的 RANKL[细胞核因子－κB（NF-κB）受体活化因子配基，又称护骨素配基（OPGL），OC 分化因子] 与 OC 膜上的 RANK[（NF κB）受体活化因子] 结合，将信号传入破骨细胞前体，使 OC 分化成熟。"支持细胞"又分泌 OPG（护骨素），与 OPGL 争夺 RANK 的结合，从而抑制 OC 的分化成熟。

各种上游激素 [如 PTH，17β-E2，糖皮质激素，1,25 $-(OH)_2D_3$，PGE2 等] 或细胞因子（如 TGF-β，IL-1，IL-11，IL-17 及 TNF 等）作用于 SC/OB 的受体，刺激或抑制 SC/OB 表达 RANKL 或 OPG，从而调节 OC 的活性。如 OC 持续地过于活跃则发生骨质疏松。

（2）营养障碍

由于各种原因，老年人、青春发育期及妊娠哺乳期可发生营养障碍。蛋白质供给不足可能引起骨生成障碍，但摄入过多的蛋白质亦使尿钙排出增加，导致钙负平衡。钙的摄入不足与骨质疏松的关系密切，低钙饮食可能通过继发性 PTH 分泌增多导致骨吸收加速。饮酒使糖皮质激素分泌增多，尿钙增加，肠钙吸收减少；长期饮酒者性腺功能减退，如并发肝硬化还将影响 25-$(OH)D_3$ 的生成；故酒精中毒性骨质疏松的病因是多方面的综合作用的结果。

老年人的活动减少、日照缺乏、胃肠吸收功能和肾小管重吸收能力逐年减退等因素，均可能与骨质疏松的形成有一定关系。

（3）遗传因素

身材、肥瘦、肌肉发达程度和胃肠功能均与遗传有关。白种人（亚洲人亦近似白种人）易发生骨质疏松，而南非班图人、黑人不易发生骨质疏松，瘦长身材者骨质疏松发生率比矮胖者高得多。

（4）免疫因素

破骨细胞来源于大单核细胞，有潜在免疫功能。免疫功能紊乱时通过各种途径加速骨吸收，延缓骨生长，导致骨质疏松。

（5）骨骼重量与骨密度（BMC）峰值的水平

男女一般在30岁达到BMC峰值，峰值BMC是成年以后BMC逐年下降的起始值。资料表明，峰值BMC高者在进入绝经期或老年期后不易发生骨质疏松，而峰值BMC较低者可迅速到达"临界危险值"，这在女性更为突出。

骨质疏松症的发病机制

非单一因素致病。参与致病的包括：遗传因素；钙和维生素D的缺乏；雌激素不足引起骨质疏松，雌激素替代疗效明显已被公认，雄激素不足也参与男性骨质疏松；老年退化性机制等。

老年性骨质疏松的发生与人体内分泌失调、运动减少和不良生活习惯有关。

因此，了解随年龄增加而发生的骨丢失规律对防治该病有重要意义。因此，骨计量学就成为研究骨病变的重要手段。骨小梁骨体积（TBV）是反映单位体积骨髓腔内骨体积多少的重要参数。TBV

只能部分反映骨小梁骨量随年龄发生的变化，因为各年龄组之间有一定的重叠。我们测定的结果表明，50岁以上组男性TBV较50岁以下组减少了大约1/4，而女性下降得更快些。女性绝经后由于雌激素迅速减少，骨丢失加快，此阶段称为骨量迅速减低期。平均骨壁厚度（MWT）是另一项重要参数。我们的研究结果表明，该参数随年龄增长而下降，女性下降得更明显，故女性绝经后较同龄男性更易发生病理性骨折。

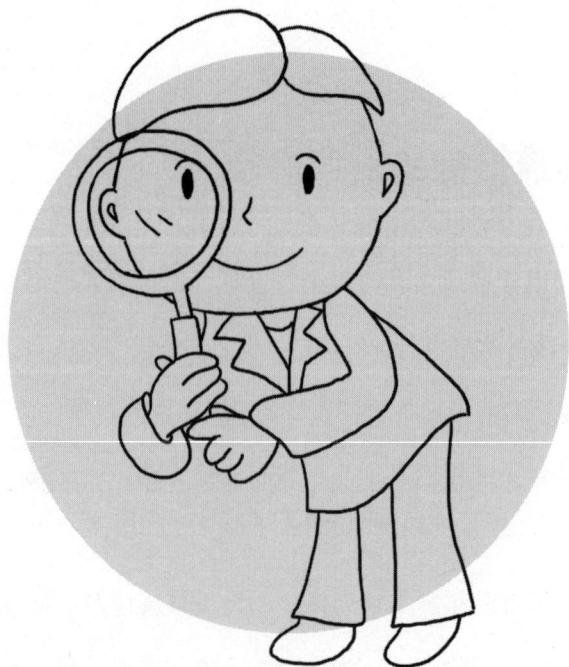

饮食紊乱使男性骨质疏松

饮食紊乱，如厌食症和食欲过盛，会引起女性骨质疏松，但最近发现，同样的结果也出现在男性身上，甚至可能影响更严重。

和饮食紊乱的女性相比，男性患者尤其是那些食欲过盛者骨质疏松更为明显，说明男性患者骨密度下降的原因可能不仅仅是饮食紊乱。据悉每六名饮食紊乱患者中有一名是男性，但很多医生和公众都不了解饮食紊乱对男性的危害和女性一样。事实上，甚至很少给男性患者下饮食紊乱的诊断。

研究人员还发现饮食紊乱的男性患者雄性激素（睾酮）水平低。

现在还没有很好的治疗方法，钙质、维生素 D 吸收和加强锻炼有利于提高骨密度。但骨密度低的男性又要避免高强度运动或体力劳动，因为这会增加骨折的危险。

不良生活习惯易致骨质疏松

近日，某国际健检机构发布了威胁中国职场管理者健康的"十大警讯"，在十大警讯中，骨质疏松居第一位，其次分别为体重超重、血脂异常、脂肪肝、隐藏性肥胖、肝功能异常、空腹血糖高、血压高、甲状腺功能异常和尿蛋白异常。据了解，十大健康警讯源自 2008 年该机构健康检查年度报告，综合了 24000 多人的健康检查资料综合分析而来。

通过对十大健康警讯形成原因的分析不难看出，不良的生活习惯和饮食习惯是造成人体健康指数异常的主要原因，如现代人缺乏运动、抽烟、用餐时间不规律、饮酒过量、睡眠不足等，都是导致健康指数异常的重要因素。以公布的"十大健康警讯"第一名的骨质疏松为例，就是典型与生活方式有关的疾病，因为吸烟会引起骨质疏松，运动少也会引起骨质疏松，而吃大量的酸性食物也可以引起骨质疏松。

同时，职场管理者年龄大多集中在 30 ~ 50 岁之间，建议这部分人最好每年进行一次体检，在体检当中要格外注意对心脑血管疾病、糖尿病、消化系统肿瘤、乳腺及妇科肿瘤等疾病风险的筛查，因为身体这些部位在长期压力之下比较容易出问题。

缺维生素D 不光骨质疏松

"缺乏维生素 D 会加重儿童哮喘和过敏""缺乏维生素 D 的孕妇容易得阴道炎""认知功能损伤可能与缺乏维生素 D 有关"……

近期，对维生素 D 的研究报告频见报端，似乎这种"神奇"的维生素又多了几项功能。

（1）维生素 D 作用于全身。由于几乎在全身各个组织器官都有受体，因此维生素 D 作用非常广泛，国内外对它的研究也已经涉及免疫、肿瘤、心血管、肌肉等多个系统，因此上述研究也就不足为奇了。

但要注意，缺乏维生素 D 只是与某些疾病的发生有关，并没有确切的临床证据表明存在必然联系，因此，大家对此也不必过分紧张。

（2）三类人最需补充。维生素 D 影响钙磷代谢，进而影响到骨钙化，这仍是它的主要生理作用。儿童缺乏维生素 D 会发生佝偻病，成人则会患上软骨病或骨质疏松症，因此，需要补充的人群主要是儿童、中年女性和老人。

虽然现在典型的佝偻病已经很少见，但这种疾病的亚临床表现仍不可忽视。如果孩子有易激惹、烦躁、夜惊、爱哭、多汗等表现，可能提示维生素 D 缺乏，应尽快就诊。尤其是早产、出生在冬天、户外活动少的 2 岁以下儿童更应注意。

（3）晒太阳最关键。很多疾病都可能与缺乏维生素 D 有关，但并不提倡通过药物补充维生素 D 来预防这些疾病。人体的维生素 D 有两种来源。一是内源性的，即通过晒太阳依靠自身皮肤合成，这能提供人体约 90% 的维生素 D。中国疾病预防控制中心营养与食品安全研究所专家指出，对于正常饮食的人群来说，每天接受 30 分钟的户外光照，就能生成适量的维生素 D 储备。而外源性维生素 D 主要还是从食物里获得，动物肝脏、蛋黄、沙丁鱼等海鱼及其鱼肝油、蘑菇类都是维生素 D_3 的良好来源。

如果已经出现背部及腰腿疼痛、肌肉无力等维生素 D 缺乏的表现，尤其是中年女性、老年人，或生活在高纬度、日照不足的地区，饮食缺乏维生素 D 的人，则应该在医生指导下通过药物补充维生素 D。

骨质疏松离你并不遥远

据美国的研究数据统计，骨质疏松症的年发病率已经远远高于心脏病发作、中风和乳腺癌发病率的总和。然而，生活中绝大多数人并不认为骨质疏松症是一种常见病、多发病，往往是在发生了明显的腰痛，甚至髋关节骨折后，才意识到自己发生了骨质疏松。

其实，骨质疏松的发病率远远高于人们的想象，骨质疏松，离你并不遥远。

老百姓总认为老年骨折就是骨质疏松，其实不然，骨质疏松是以骨量减少、骨的微观结构退化为特征的，致使骨的脆性增加以及易于发生骨折的一种全身性骨骼疾病。早期常无症状或症状轻微，随着骨丢失的加重，可出现以下临床表现：疼痛，常以腰背痛多见；身长变短、驼背；骨折，常见椎体骨折及髋部骨折；呼吸功能下降，可出现胸闷、气短、呼吸困难等症状。

骨折是骨质疏松症最常见和最严重的并发症，也往往是人们发现骨质疏松的第一原因。一般来说，人体最容易发生骨折的是脊柱，其次是髋部。发生于脊柱的骨质疏松性骨折多发于胸腰椎的椎体，多为老年患者，如拿重物不当、咳嗽或乘坐汽车时的颠簸等就可能引起。骨折后，患者由于疼痛，不得不长期卧床，从而继发肺部感染、泌尿系感染、静脉血栓等，而这些并发症，个个都是危及生命的。因此，当发生骨质疏松性椎体压缩性骨折后，应尽早治疗，避免长期卧床，避免各种并发症，尽早打破这种恶性循环。

骨质疏松性椎体压缩性骨折的治疗，可以选择的方案主要有：卧床休息、药物止痛和手术治疗。药物止痛通常效果不佳，还会产生耐药；而手术治疗在过去是采用多节段脊柱融合内固定的方法，其创伤大，出血多，而且骨质疏松使内固定不可靠，术后并发内固定失败。目前，对于骨质疏松性椎体压缩性骨折的治疗，有了新的方法—经皮椎体后凸成形术。这是一种微创手术，一般来说，一个椎体从穿刺到完成，只需要30分钟的时间。手术切口只有0.5cm大小，

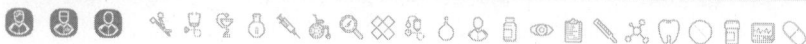

还没有我们的小手指头宽。在国外，这一手术很多是在门诊完成的，做完手术休息一会儿就可自行回家。

虽然对于骨质疏松及其并发症的治疗进展日新月异，但是，再好的治疗也不及早期的预防。主要预防措施有以下几个方面。

（1）保持合理均衡的饮食。如牛奶、豆制品等，不足的部分给以钙剂补充。我国营养学会推荐钙摄入量为成年人元素钙每日800～1000mg，维生素 D 的日摄入量为200～400IU。

（2）运动。适量运动，尤其是负重运动，可增加骨峰值和减少及延缓骨量丢失；运动还可以增加机体平衡能力及灵活性，有助于防止跌倒而减少骨折的发生。

（3）纠正不良生活习惯。如吸烟、酗酒和过量咖啡因的摄入可影响维生素 D 和钙剂的吸收和利用。

（4）避免应用诱发骨质疏松的药物。如糖皮质激素、抗癫痫药、长期甲状腺素替代治疗、肝素等。

（5）防止跌倒。跌倒常为发生骨折的直接诱因，对于有跌倒倾向的患者应给予适当的保护措施。

骨质疏松的早期发现，同样对骨质疏松的预防有着重要意义。骨密度可反映当前骨代谢状况，是诊断骨质疏松症的主要手段，对预测发生骨折的危险性有很重要意义。骨代谢生化指标可全面反映骨胶原的合成与分解、骨矿化、成骨细胞和破骨细胞活跃程度，亦即骨形成与骨吸收情况，并可反映骨转化速率，具有变化早、敏感性高的特点，可预测以后骨转化趋势和骨密度变化。故目前在临床上，常采用骨密度和骨代谢生化指标的检测相结合的办法监测骨量的变化。骨密度仪是实现这一检测的重要工具。我们建议以下人群应进行骨密度仪的检测。

65 岁以上女性、70 岁以上男性无其他骨质疏松危险因素；

65 岁以下绝经后女性或 70 岁以下老年男性伴有一个或多个骨质疏松危险因素；

有脆性骨折史的男、女成年人；

各种原因致性激素水平低下的男、女成年人；

X 线摄片已有骨质疏松改变者；

接受骨质疏松治疗进行疗效监测者；

有影响骨矿代谢的疾病和药物应用史的患者。

骨质疏松逼近白领丽人

十多岁的女性，都有可能罹患此病，不少女性为了皮肤白皙拒绝日晒，梦想拥有"魔鬼身材"拼命节食，坐在办公室中极少运动，

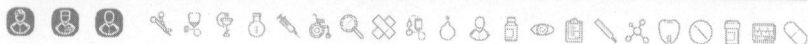

医生说，这些都为骨质疏松的发生埋下了隐患。

骨质疏松的第一危险因素是减肥。许多女性在减肥过程中将一切与脂肪有关的饮食都拒之门外。殊不知，在减去脂肪的同时，也会把骨骼减弱了。

其次是缺乏运动。现代都市人上下班以车代步，上下楼以电梯代楼梯，以电话联络代替登门造访，最终可能因"习惯性缺乏运动"而导致日后患骨质疏松。

拒绝日晒也是因素之一。在日照不足的国家，骨科病的发病率也较高。

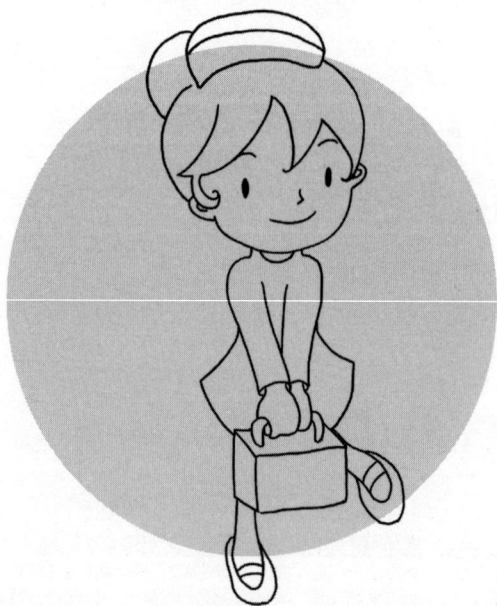

　　骨质疏松是以骨量降低和骨组织微细结构破坏为特征，导致骨脆性增加和容易发生骨折的全身性疾病。骨质疏松的最大危害是极易骨折，骨折甚至可能在剧烈咳嗽或坐公共汽车颠簸的情况下发生。

　　如今，电视上宣传补钙产品时说到"腰不疼了，腿不酸了"，其实骨质疏松的症状并非完全如此。血钙较低时可能会引起腰酸背痛腿抽筋，而骨质疏松患者并不一定血钙低。早期骨质疏松可能不引起任何不适，当骨钙丢失较多时才陆续出现腰痛、腿痛、睡觉时小腿肚抽筋、出虚汗或全身骨骼疼痛等症状。这时，骨质疏松已不是早期了。

　　尚无安全又有效的方式可使已疏松的骨骼回复原有的高品质，因此预防是关键。要做到科学防治骨质疏松症，运动比单纯补钙更重要。临床研究表明单纯补钙既不能明显增加骨密度，也不能改善骨质量。而经常运动者因骨头得到硬力的刺激，常常可获得较好的骨质量。医生建议，那些整天坐办公室的人，哪怕能坚持每天多走一段路、多爬一次楼，对骨骼的健康也是有益的。

　　研究证明，每三个女性中就有一个患骨质疏松。

　　身材高瘦，体重过轻；低钙饮食，不吃奶制品；不接受日晒；运动量少，平时久坐不动；大量吸烟、喝酒、饮浓茶和咖啡；有内分泌系统疾病；过早绝经，有以上情况的女性要注意及早预防。

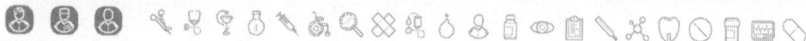

介绍八种骨质疏松的病因学

（1）绝经后和老年性骨质疏松

（2）遗传性骨质疏松

①成骨不全。

②高胱氨酸尿症。

（3）内分泌疾患所致骨质疏松

①性腺功能减退。

②甲状腺功能亢进。

③甲状旁腺功能亢进。

④肾上腺皮质功能亢进。

（4）与饮食有关的骨质疏松

①缺钙。

②缺维生素 D。

③缺维生素 C。

④慢性酒精中毒。

（5）药物所致骨质疏松

①长期使用肝素。

②长期应用甲氨蝶呤。

（6）失用性骨质疏松

（7）其他疾病所致骨质疏松

①各种慢性病。

②各种髓内肿瘤、多发性骨髓瘤、淋巴瘤和白血病。

（8）特发性骨质疏松

①特发性少年骨质疏松症。

②特发性成年骨质疏松症。

第 2 章

发病信号

疾病总会露马脚，练就慧眼早明了

骨质疏松症的临床表现

无并发症的骨质疏松症本身，并无疼痛等症状，也无畸形等体征。早期发现本病依靠骨密度检查。椎体X线平片异常迟于骨密度提示，但是早于症状体征的提示。常常在不知不觉中发生椎体压缩骨折，也可因咳嗽、打喷嚏、轻微外伤等诱发椎体骨折。新鲜椎体骨折的数周内，出现局部疼痛，体征出现叩击痛。

多个椎体压缩者，出现驼背（罗锅），身高变矮。非椎体骨折时，疼痛和畸形表现更加严重。

骨质疏松症的并发症

骨质疏松可并发病理性骨折，常是老年人死亡的重要因素。

痛风病患者不要忽视骨质疏松症

痛风病患者容易发生骨质疏松症。痛风病患者以中老年人为多，这类人群原本就有较高的骨质疏松症发病率。痛风患者多有尿酸性肾病，肾功能容易受到损害，在此基础上肾脏合成双羟维生素 D 能力下降，因而影响了肠道钙的吸收，使血钙下降。

为了维持血钙的正常水平，骨中的钙释入血中，于是造成骨质疏松，临床上称为肾性骨病。所以，痛风病患者如果关节炎已导致关节畸形和活动障碍，或卧床不起，或活动减少，可造成骨质疏松。对有骨质疏松的痛风病患者，尤其是年龄较大或有肾损害者，应注意自我保护，避免骨折。

骨质疏松症引起的腰痛与腰椎间盘突出症所致的腰痛有什么区别

骨质疏松症是指各种原因所引起的全身性骨数量减少，骨小梁间隙增大，骨基质减少和重量降低，骨的机械强度减低导致非外伤性骨折，或轻微外力即可发生某些部位骨折的一种临床综合征。

骨质疏松症的病因与发病机制目前尚未完全清楚。目前，比较公认的致病原因主要有以下几个方面。

（1）内分泌紊乱。众所周知，本病多见于老年人，尤其是更年期以后的女性患者尤为多见。这表明。性激素对骨质的代谢有直接关系。当肾上腺皮质功能亢进时可引起骨质疏松，不仅是库欣综合

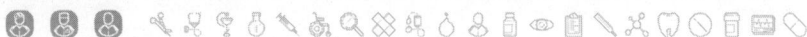

征的主要特征，而且在临床治疗上长期向患者使用肾上腺皮质激素亦可同样引起这一后果。这表明：肾上腺皮质激素可加速骨质疏松的过程。而性激素能抑制垂体前叶素，间接抑制肾上腺皮质激素。所以，老年人性激素分泌减少，尤其是更年期后的女性，则更易出现骨质疏松。

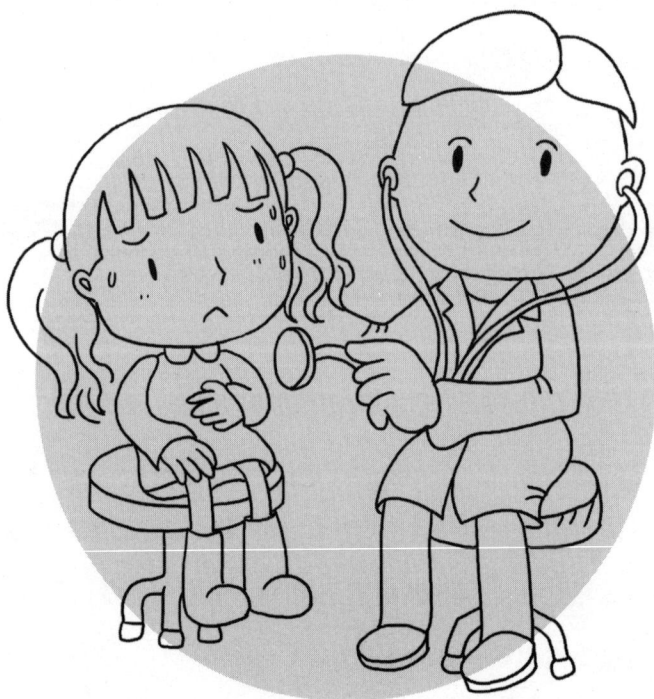

（2）钙代谢失调。毫无疑问，钙缺乏是成年人骨质疏松症的原

因之一。正常人每日摄入钙量约为 10mg/kg 体重，其中少量为人体所利用，大部分随尿及大便排出，以维持钙的代谢平衡。如果摄入的钙量减少，或是肠吸收功能障碍，或是从尿及大便中排泄量增加，则易引起由于缺钙所造成的骨质疏松。此时，如果再加上内分泌紊乱因素的影响，则更易引起骨质疏松。

（3）失用因素。正常情况下，由于肌肉的舒张收缩及各种压力而刺激骨骼组织保持正常的钙代谢平衡。但当肢体或全身一旦失去生理性活动及体力劳动或锻炼，则容易引起骨组织内的一系列改变，而引发脱钙及尿钙排出量增加，导致骨质疏松。长期卧床者表现为全身性骨质疏松，而肢体石膏夹板固定或神经过敏性失用，则表现为局部骨质疏松。

骨质疏松症多见于老年人，尤其以 60 岁以上女性多见。患者多诉全身疲乏，喜卧床或仰坐位而不愿活动；全身酸痛，尤以腰部为明显，可由腰向臀部和下肢放散，亦可由背部向肋骨和腹部放散。患者自己感觉身高逐渐变矮，除因椎间盘退变原因外，与椎体骨质疏松易引起压缩骨折有关。同样原因可使驼背畸形逐渐加重。

X 线表现：脊柱骨质疏松，骨小梁减少，椎体中间凹陷呈鱼尾巴状。

骨质疏松症所引起疼痛的程度远不如腰椎间盘突出症严重，且

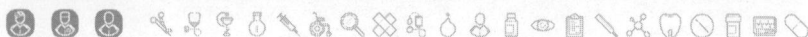

X 线表现截然不同，应用性激素、高蛋白、高钙治疗后，腰痛症状可减轻。

骨质增生、骨关节炎与骨质疏松是怎么回事

骨质增生是骨骼的一种状态，表现为骨骼生长、发育及其完成功能的过程中，某些部分失去正常的形态。骨质增生的形式多种多样，因所在部位不同而有其各自的特点，如膝关节的骨质增生常被称为"骨刺"，可见关节内游离体和软骨增生；脊椎骨的骨质增生主要表现为椎体的"唇样"改变，压迫神经，产生肢体感觉异常和运动异常。

骨关节炎也称为骨关节病、退行性关节炎、变性性关节炎、增生性骨关节炎、肥大性骨关节炎，均指一种病，是老年人常见的一种骨关节损害。主要表现为关节疼痛、肿胀、弹响、绞锁、关节内游离体、关节囊及韧带的韧化骨化、关节软骨的破坏以及关节部位骨质疏松和骨质增生等现象。

骨质疏松是全身骨质减少的一种现象，主要表现为骨骼中基质的含量明显减少，而骨骼中矿物质（主要是钙、磷）的成分基本正常。

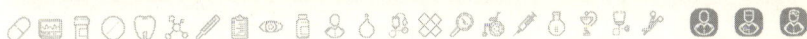

也就是说，骨质疏松时，骨骼中蛋白质等有机类物质及水分的含量减少而钙、磷等矿物质含量相对保持在正常水平。由于骨基质在钙、磷等矿物质之间起支持和连接作用，所以如果骨基质减少，则矿物质之间的间隙就增大，表现为骨质疏松。随着骨质疏松的进展，骨骼中钙、磷等矿物质也会不断丢失及减少，从而造成骨骼中骨基质和矿物质都减少的现象。

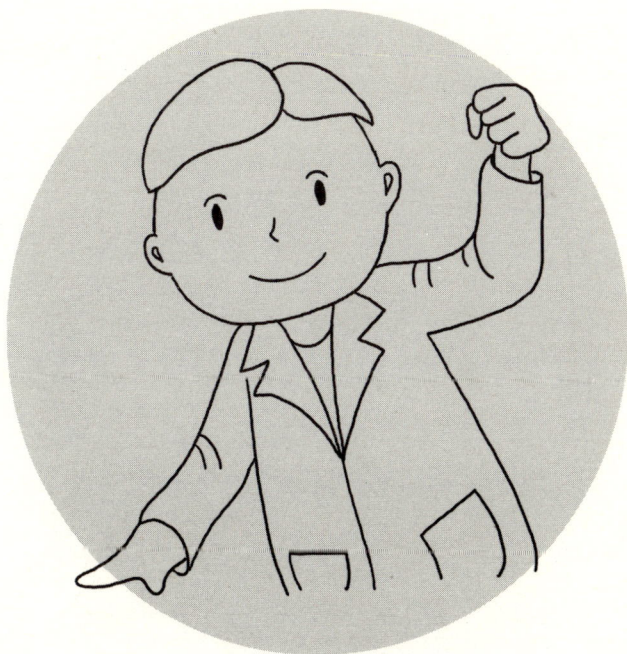

糖尿病性骨质疏松是怎么回事

　　糖尿病性骨质疏松是继发性的,不仅与糖、蛋白质、脂肪的代谢有关,且与钙、磷、镁等矿物代谢关系密切,据统计,约半数以上的糖尿病患者发生骨质疏松。

　　正常成年人体内约有 99% 的钙、85% 的磷、50% 的镁存在于骨骼中。镁在人体内的含量仅次于钙、钠、钾,成人体内镁约 1/2 存在于骨皮质内,以磷酸镁、碳酸镁的形式存在。低血镁时常有低血

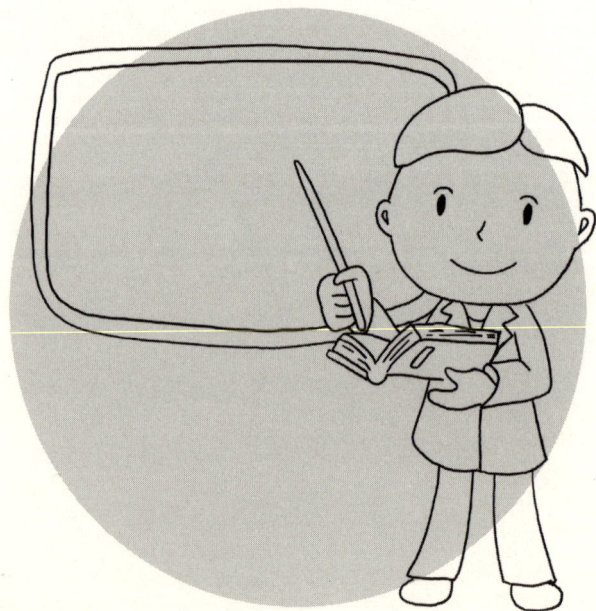

钙存在，低血镁可刺激甲状旁腺，使甲状旁腺素分泌增加而加重骨质疏松。糖尿病患者由于大量利尿，可引起钙及镁由尿中丢失过多，骨吸收增加，而导致骨质疏松，X 线片可见骨皮质变薄，骨小梁变细，数量减少，尤以横梁减少为多，因而使纵行小梁变得明显。当 X 线片上见到骨质疏松时，其骨骼中矿物质含量较正常人比已减少到 30% ~ 50%。

糖尿病性骨质疏松的治疗依赖于糖尿病的控制，另外还应补充维生素 D 及钙剂。

第 3 章

诊断须知

确诊病症下对药，必要检查不可少

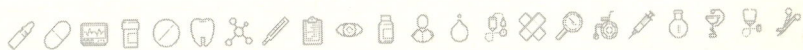

骨质疏松症的实验室检查

（1）生化检查，血清钙、磷、ALP 及羟脯（赖）氨酸多正常。

（2）并发骨折时可有血钙降低及血磷升高，部分患者尿钙排出增多。血 PTH、维生素 D、cAMP 等一般正常。

（3）代谢平衡试验显示负钙、负镁及负磷平衡，但导致负平衡的原因可能是肠吸收减少或尿排泄增多，或两者兼有。

（4）继发性骨质疏松者有原发病的生化异常。

骨质疏松症的其他辅助检查

（1）X 线检查

骨质疏松在 X 线片上，其基本改变是骨小梁数目减少、变细和骨皮质变薄。纤细的骨小梁清晰可见，此与骨质软化所致的粗糙而模糊的骨小梁形态截然不同；颅骨变薄，出现多发性斑点状透亮区，鞍背和鞍底变薄；颌骨牙硬板致密线的密度下降或消失；脊柱的椎体骨密度降低，出现双凹变形，椎间隙增宽，椎体前缘扁平，呈楔形（椎体压缩性骨折）；四肢长骨的生长障碍线明显。

骨质疏松易伴发骨折和骨畸形，如股骨颈骨折、肋骨、骨盆骨

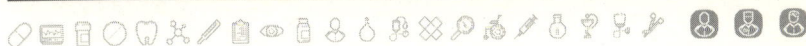

折与畸形等。处于生长发育期的骨质疏松患者可出现干骺端的宽阔钙化带、角征和骨刺。

（2）骨质疏松指数测量

可确定有无骨质疏松及其程度。但其敏感性较差。难以发现早期骨质疏松患者。

（3）骨密度测量

①单光子吸收骨密度测量。单光子吸收法骨密度测量值不仅能反映扫描处的骨矿物含量，还可间接了解全身骨骼的骨密度和重量。优点是患者无痛苦，接受的放射量很低，简单易行，成本低廉，并可多次重复。其敏感度为 1%～3%，测定值变异系数为 1%～2%。

单光子吸收法骨密度测量主要反映的是皮质骨的变化，对于脊椎骨、骨小梁的改变反映较差，即使采用小梁较丰富的跟骨作为测量部位，亦难以了解脊椎骨小梁的变化。

②双光子吸收法骨密度测量。双光子吸收扫描采用 ^{153}Gd 装在 2 个部位，测定股骨颈及脊椎骨的 BMC。由于骨质疏松首先发生在小梁骨，所以与单光子吸收法比较，能更早期发现骨质疏松。

③CT 骨密度测量。目前，主要有 2 种 CT 骨密度测量方法，即单能量 CT 骨密度测量（SEQCT）和双能量 CT 骨密度测量（DEQCT）。本法主要用于脊椎骨的骨密度测定，可直接显示脊椎骨的横断面图

像。DEQCT 的准确性高于 SEQCT，而后者的精确性较前者为高。

④双能 X 线吸收测量。双能 X 线吸收法（DXA）是目前测量骨矿密度（BMD）和骨矿含量（BMC）的最常用方法，具有自动化程度高、放射线辐射量低、扫描时间短、准确度和精密度高等优点。

骨质疏松症的诊断

（1）WHO 规定的白人妇女的骨质疏松症诊断标准：以白人青年成人女性骨密度峰值的人群均值（X）所相应的标准差（SD）为单位，骨量的减少达到或超过 2.5SD（T-Score）者，诊断骨质疏松症。必须应用双能 X 线骨密度测定仪，测定腰椎 1 ~ 4 以及一侧髋部。T-Score=-1.0 ~ -2.49SD 者，诊断"骨量减少，Osteopenia"。+1.0 ~ -1.0SD 为正常。

应当注意以下几点。

① WHO 诊断标准的"骨密度"，仅仅限于"DEXA"（双能 X 线骨密度测定仪）的测定值。不能应用单光子、双光子骨密度测定仪，也不能应用定量超声（QUS）或定量 CT（QCT）来诊断骨质疏松症。

②应用中国人种女性和男性的骨密度峰值的正常值（X ± SD），不应该应用其他人种的正常值。

③目前男性诊断标准，全世界暂时应用白人女性的"2.5SD"的标准，但是男性的"SD"不同于女性的"SD"，不应该混淆。

④"2.5SD"诊断切点是与国际标准接轨，在缺乏明确证据的情况下不应该任意在临床诊断中改动。

⑤在"三级甲等医院"骨密度检查室的书面报告中，骨密度不应该仅仅报告为"g/cm²"，一定要计算和写出 T-Score 值，临床医生才能据之诊断。否则不符合"三级甲等医院"的条件。

⑥腰椎 1～4 和一侧髋部比较，人们更加重视髋部。不应该忽略以下提示："DEXA"测定的髋部骨密度减少到"2.5 SD"才是骨质疏松症的"金标准"。

原因是，骨质疏松性骨折的主要危害仅仅是"髋部骨折"所致卧床期的吸入性肺炎和褥疮的高病死率。

（2）应用 WHO 骨密度"2.5SD"的诊断仅仅是单位体积（cm³）的骨矿含量（g）的减少，不包括"WHO 骨质疏松定义"中的"微结构损害"和"脆性增加"。

因此，依据 WHO 的骨密度"2.5SD"的诊断切点所诊断的，被称为广义的骨质疏松症。

应当注意以下几点。

①当前的 WHO 诊断标准，它所对应的病理形态有多种，包括

狭义的骨质疏松、骨软化、纤维囊性骨炎等。不应该忽略鉴别骨软化等疾病。

②当前的 WHO 诊断标准，它所相应的病因也有多种，包括性激素减少、老年退化变性、维生素 D 或钙剂缺乏、多发性骨髓瘤、肾小管酸中毒、原发性甲状旁腺功能亢进等。对于疑难诊断病例应该进行全身骨扫描检查，以发现病变的部位、数目、分布，然后进一步选择合理技术方法进行确诊。进行动脉血气检查来筛查代谢性酸中毒，观察是否"BE < –2.3 mmol/L"（国内有人应用 –3.0mmol/L 为切点，美欧应用 –2.0mmol/L 为切点）。

③不应该忽略脊柱侧位 X 线平片的特定意义。大多数 DEXA 不能测定侧位腰椎骨密度。尽管 30% 的骨量丢失才可见到放射线学骨丢失改变，但是对于侧位腰椎平片已经显示椎体压缩骨折的病例，骨密度仪在测定正位腰椎骨密度时，把椎体前方和后方的韧带钙化和主动脉钙化，都计算为腰椎的骨密度，显示骨密度正常或升高。所以不应该忽略侧位腰椎平片检查。

④评估药物治疗或非药物治疗的疗效，不应该仅仅依据"骨密度"这种"骨量"。应该同时评估"骨微结构""骨脆性"和"骨折率"。特定的患者临床研究依靠活检针所取标本研究"骨微结构"，必须遵循特定的医疗法律程序。临床不能进行"骨微结构"和"骨脆性"

检查，因此疗效评估必须同时依靠"骨密度"和"骨折率"的数年观察结果。曾经应用大剂量氟化钠达到"骨密度令人惊异的改善"，但是"骨折率"明显增加也令人惊异。原因是"骨微结构"严重损害。

⑤狭义的骨质疏松包括：绝经后骨质疏松症、老年性骨质疏松症等。不应该忽略的是，女性既存在绝经后（女性激素缺乏，需要女性激素替代）骨质疏松，同时也存在老年性（退化性病变，需要应用成骨细胞刺激药）骨质疏松症。男性老年性骨质疏松症则是退化性病变，不能常规应用男性激素替代。

（3）几种简单易行的诊断推论。女性围绝经期已经比前5年出现明显骨量减少，尤其绝经后5～7年为快速骨丢失期。女性比男性峰值骨量小，骨丢失时间提前且速度快得多。因此不应该忽略，广大绝经后数年的女性，即便不进行DEXA-骨密度检查，多数人存在骨量减少或骨质疏松症。绝经后年代越久，骨质疏松症越严重。中国女性绝经的平均年龄为48岁，因此60岁妇女几乎全部进入骨量减少或者骨质疏松症的范围。甚至围绝经期女性，即便不进行骨密度检查，骨量减少的比例也相当大。男性则不能进行这种简单的推论。

（4）绝经后或男性老年性骨质疏松症，可以同时存在原发性甲状旁腺功能亢进、多发性骨髓瘤、肾小管酸中毒等继发性骨质疏松症。尤其不应该忽略：老年女性的肾小管酸中毒、原发性甲状旁腺功能

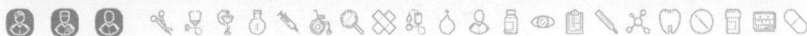

亢进的发病率升高。

（5）不应该夸大骨代谢生化指标在骨质疏松症诊断和治疗中的作用，至今尚未确立以下生化指标对临床有多大用途：骨形成指标，包括血骨钙素、骨特异性碱性磷酸酶、Ⅰ型前胶原羧基端前肽；骨吸收指标，包括尿羟脯氨酸、尿吡啶啉交联物、尿Ⅰ型胶原N末端交联肽。这些测定或许有助于预言骨丢失速率和治疗反应，或许有助于诊断某些原因不明的骨质疏松。

（6）世界卫生组织推荐的骨质疏松诊断标准如下。

正常: 骨密度或骨矿含量不低于同性别的骨量峰值减1个标准差值。

骨量减少：骨密度或骨矿含量为同性别的骨量峰值减 1 ~ 2.5 个标准差值。

骨质疏松：骨密度或骨矿含量低于同性别的骨量峰值减 2.5 个标准差值。

重度骨质疏松：骨密度或骨矿含量低于同性别的骨量峰值减 2.5 个标准差值，并有 1 个或多个部位骨折。

骨质疏松症的鉴别诊断

骨质疏松指的仅仅是一种病理状态而非一种独立的疾病。因此，在确立存在骨质疏松后，应认真查找引起骨质疏松的病因，必要时应行骨活检进行组织病理学和组织计量学检查。

骨质疏松可单独存在，亦可与骨质软化并存，此时应尤其注意继发性骨质疏松的可能。只有在详尽调查，排除了继发性病因后，才能做出原发性骨质疏松之诊断。

首先，骨质疏松应与骨质软化和纤维囊性骨炎相鉴别。

三种常见代谢性骨病变的鉴别

	骨质疏松	骨质软化	纤维囊性骨炎
病史	绝经期老年人营养障碍，内分泌疾病或药物等	维生素D缺乏，缺乏日照，慢性腹泻或肾脏病史	高血钙症状，肾结石病史，消化性溃疡病史，颈前部肿块
组织学改变	骨基质缺乏，矿化正常	骨基质正常，矿化不足，骨前质增多	骨质吸收，纤维组织填充吸收区
X线表现	骨皮质变薄，骨小梁减少，纤细而清晰。骨骼变形少见。椎体压缩性骨折	骨皮质变薄，边缘模糊，骨小梁粗乱，骨骼变形，骨膜下吸收骨结构毛糙，有Looser带等	与骨质软化相似，有骨膜下骨吸收，后期呈囊性变，巨细胞瘤或囊肿，颅骨颗粒状吸收区

续表

	骨质疏松	骨质软化	纤维囊性骨炎
血钙	正常	下降或正常	升高或正常
血磷	正常	下降	下降或正常
ALP	正常	升高	升高
尿钙、磷	正常	均减少	均增加
维生素 D 及钙治疗效果	差，营养不良所致者较佳	佳，肾性者宜用活性维生素 D	不宜应用

其次，骨质疏松应着重与多发性骨髓瘤、成骨不全、骨肿瘤等所致的继发性骨量减少鉴别。多发性骨髓瘤的典型 X 线表现是周边清晰的局限性脱钙灶，部分患者为弥漫性脱钙，需和骨质疏松鉴别。多发性骨髓瘤的生化改变为血钙升高或正常，血磷变化不定，ALP 正常，尿本周蛋白阳性，血浆出现 M 球蛋白等。成骨不全时由于成骨细胞产生的骨基质减少，X 线上表现的骨质疏松与多次骨折固定有关，骨皮质薄而毛糙，骨质有囊性变，常伴有蓝色巩膜和耳聋等先天性畸形。

老年人骨质疏松应警惕骨转移性肿瘤之可能，临床上有原发肿瘤表现，患者血钙和尿钙升高，常伴尿路结石，X 线上骨皮质多有

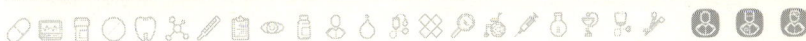

侵蚀，甚至可发现转移性缺损灶。

最后，还应对原发性骨质疏松进行分型，特发性青壮年骨质疏松和绝经期骨质疏松在临床上较多见。

特发性青壮年骨质疏松与绝经期骨质疏松的鉴别

项目	特发性青壮年骨质疏松	绝经期骨质疏松
性别	男	女
发病年龄	40岁前	绝经期以后
疾病转归	发展快，数年内出现脊椎骨折和肾结石	发展慢，无肾结石
尿钙	正常 每天 >75~125mmol（300~500mg）	减少或偏高
血磷	正常	正常或偏高
磷清除率	正常	正常
破骨细胞数与活动性吸收面	正常或增加	正常
骨总吸收面和骨细胞溶骨	增加	正常或增加
骨前质	增加	增加、正常或减少
骨矿化线	正常	正常

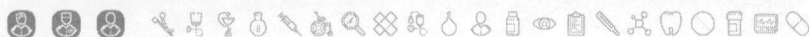

测量骨质疏松的方法

（1）Singh 指数。

（2）摄手部平片测量第二掌骨干中段骨皮质的厚度。正常情况下，皮质骨厚度至少应占该处直径的一半。

（3）Nosland-Cameson 单光子吸收仪。以 ^{125}I 作为单能光子来源，根据骨组织和软组织吸收光子有所差别，可以测定肢体内骨组织含量，以桡骨为例，正常情况下，桡骨近端干骺端处 95% 为皮质骨，5% 为松质骨；而远端干骺端则 75% 为皮质骨，25% 为松质骨。最近还采用了双光子吸收仪，可以区别出骨内脂肪组织和软组织成分之间的差别。

（4）双能定量 CT 扫描。定量 CT 扫描可以区别脂肪软组织和骨组织，而双能定量 CT 扫描还可将骨组织中软组织成分（骨髓）区分出来。

（5）体内中子活化分析。以高能量中子将体内的钙从 ^{48}Ca 激活成 ^{49}Ca，以 γ- 射线计数器测定衰退 ^{48}Ca，因为体内 99% 的钙贮存在骨骼内，因此用此法测定骨组织总量是否减少极为正确。

（6）髂骨骨组织活检。分 3 个步骤：第一步每天口服 750mg 四环素共 3 天，以标记骨组织；3 天后取髂骨做活组织检查；取下骨块，

不脱钙，超薄切片（5～10μm），做形态学测量，此法不宜列为常

规检查。

第 4 章

治疗疾病

合理用药很重要，综合治疗效果好

骨质疏松症的治疗

（1）应尽早着手治疗。理由是完全和部分消失的骨单位（皮质骨的直径 0.2mm 的柱形骨单位和骨小梁）不能再生，但是变细的骨单位，经过治疗可以恢复原状。

因此，逆转已经消失的骨单位（形成骨质疏松症）是不可能的，而早期干预能够预防大多数人的骨质疏松症。女性的围绝经期（45岁）就应该开始治疗。男性往往可以迟 10 年。

（2）不应该忽略存在特定病因的治疗，尤其不应该忽略原发性骨质疏松症和继发性骨质疏松症的重叠存在。

（3）缓解疼痛的治疗措施应合理选择。椎体压缩骨折的急性期，缓解疼痛的方法有：止痛药、肌肉松弛剂、热疗、按摩和休息。骨质疏松性骨折或畸形所致痛苦，可以经特殊设计的体育治疗而得到缓解，某些患者可以穿戴保护性胸衣或背部支架。锻炼腹肌和背肌的运动对于多数患者有益。

止痛药有引起老年人胃出血的可能。因此，尽可能选择吲哚美辛栓剂（肛门塞入）和双氯芬酸乳胶剂（外搽）。

（4）应重视基础治疗的有效性、安全性、可行性和经济性，如运动、饮牛奶、晒太阳，小心预防跌倒。

（5）钙剂、维生素 D 和骨吸收抑制药等 3 大类药，已经被 FDA 批准后全世界广泛应用。对于比较严重的病例，不应该忽略这 3 种药联合应用的必要性和安全性。

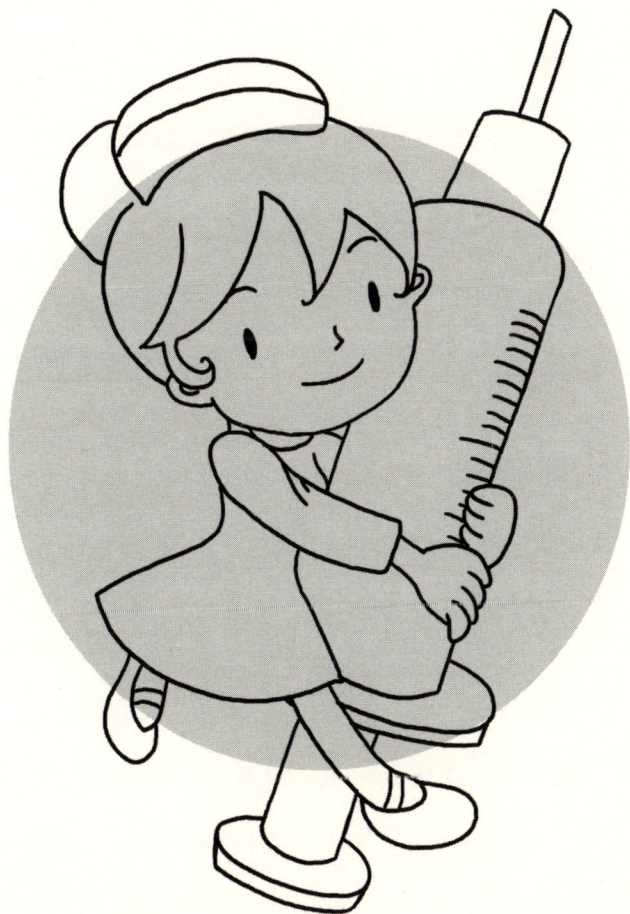

钙剂提供骨形成的原料，维生素 D 促进肠道钙的吸收和抑制骨钙的流失，骨吸收抑制药能够抑制绝经后和老年性骨质疏松症的过快的骨吸收速度。三者联合应用时作用相互协调，比喻为"海陆空联合作战"。

（6）不宜联合应用 2 种或更多种骨吸收抑制药。骨吸收抑制药包括雌激素、雌激素受体调节剂、双膦酸盐、降钙素等 4 类，常常单独或轮流应用；但是联合 2 种或多种，而且足量应用时（例如：充足剂量的女性激素替代的同时，应用阿仑膦酸钠每天 10mg 的剂量），尽管骨密度的增加更加有效，但是尚不了解对于"骨微结构""骨脆性""骨折发病率"的影响。

（7）钙剂临床应用的方法如下。

①计算方法。国民每天元素钙摄入量为 1000mg。推荐绝经后妇女每天钙的总摄入量为 1000 ~ 1500mg，包括饮食中钙、牛奶中钙和药物补充剂。青春期和青年成人每天摄入钙的最大允许量是 1200mg。大多数绝经后妇女的饮食摄钙每天 ≤ 350 ~ 500mg，大约每天 400mg，每天饮牛奶 500ml，能够获得 500mg 元素钙。因此，重症患者按照每天 1500mg 补充，药物钙的补充量 =1500（推荐量）–400（饮食）–500（牛奶）=600mg 元素钙的药物补充量。如果维生素 D 补充合理，多数患者按照每天 100mg 元素钙补充是可以的，则药物

钙补充量 =1000–400–500=100mg 药物钙。

②药物钙服药时间。枸橼酸钙的服药时间可以是胃排空时，但大多数钙剂是碳酸钙，应该餐中服药，在餐中胃酸分泌的条件下，碳酸钙易于解离被吸收。难以证明各种不同的药物钙补充剂之间在临床疗效方面的区别。

③提倡应用牛奶供钙。牛奶 1 ml 含 1mg 钙，提倡每天饮 250 ~ 500ml。服鲜奶后腹痛、腹泻者，可用递增法刺激肝脏乳糖酶的分泌，以后逐步加量，可以消除腹痛、腹泻。

④钙剂量大时应该分次服药。这样从大便丢失的钙量较少。

（8）维生素 D 应用的方法如下。

①不应该忽略维生素 D 的 2 次羟化的临床应用价值。第 1 步，在肝进行 25– 羟化酶的羟化，产生 25–OH–D。严重肝功能衰竭的患者中仅仅个别人存在 25– 羟化酶活性不足。所以许多专家认为，不必要在体外把维生素 D 进行 25– 羟化酶的羟化。应用 1,25–$(OH)_2$D 治疗绝经后骨质疏松症存在较大争论。每天 0.5μg 的 1,25–$(OH)_2$D 治疗是否优于生理剂量的未羟化的维生素 D，尚无结论。第 2 步，25–OH–D 在近曲肾小管进行 1–α 羟化酶的羟化，产生 1,25–$(OH)_2$D。人们仅仅能够根据肾小球功能障碍（Cre 和 BUN 的升高）推论近曲肾小管羟化酶活性降低。临床上，凡是"肾功能不全"者才不应该

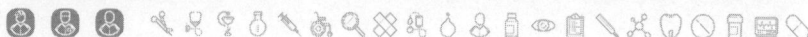

应用未羟化的维生素 D，而应选择每天 0.25 ～ 0.50 μg 的 1α-D$_3$。1α-D$_3$ 的制剂有"法能"等，花费明显低于 1,25-(OH)$_2$D。

②无论美欧和中国普遍存在维生素 D 缺乏所致骨钙丢失。在美国，它也是常见病，但常常未能做出诊断。老年人特别容易存在维生素 D 缺乏，原因是：维生素 D 摄入减少和肠钙吸收百分比下降，晒太阳减少和皮肤维生素 D 合成量减少，肾 1α- 羟化酶缺乏和相应的 1,25-(OH)$_2$D 缺乏，活性维生素 D 受体的敏感性降低。

维生素 D 促进肠钙吸收，缺乏时钙吸收减少，降低的血钙依靠继发性甲亢和骨钙外流进入血而维持血钙正常低限。因此维生素 D 缺乏或其效应降低能够引起继发性甲亢和相应的骨丢失加快。

③应遵从推荐的成人每天维生素 D 摄入量。尽管当前推荐维生素 D 每天摄入量是：19 ～ 50 岁 200U，51 ～ 70 岁 400U，＞ 70 岁 600U，但许多专家推荐，19 岁以上成人每天维生素 D 摄入量应该是 800U，但是不要长期超过每天 1000U。老年男性和女性服用小剂量维生素 D（每天 800U）和钙能够减少髋部骨折和其他非脊柱骨折。这种剂量从来没有引起维生素 D 中毒和相应的骨吸收增加。

④应当注意：维生素 D 和 1,25-(OH)$_2$D 增加肠钙吸收所需剂量和它们刺激骨吸收引起骨质疏松所需剂量相比，前者比后者剂量小，但并不小很多。因此，长期较大剂量维生素 D 应用可以引起骨质丢失，

加重骨质疏松。长期每天摄入维生素 D 大于 4000U，或者 1,25-(OH)$_2$D 或 lα-D$_3$ 长期每天摄入超过 1.5～3.0μg，则能够像过量 PTH 一样，引起骨钙外流入血，经尿排出，即：过量维生素 D 类似于甲状旁腺功能亢进，能够促进骨吸收。

⑤应注意 "钙+维生素 D" 这种最常用、最基础、相当有效的治疗，需要定期监测血钙、尿钙，将血钙、尿钙控制在正常范围。24 小时尿钙应控制小于 300mg，又大于 100mg。

（9）双膦酸盐抑制破骨细胞的骨吸收作用，它是骨质疏松症的重要治疗手段。不应该忽略以下二膦酸盐的应用方法。

①羟乙膦酸盐连续大剂量疗法引起骨软化的教训应引起注意，间断小剂量疗法的疗效好。应用每天 400mg，每 3 个月的头 2 周应用，其余时间停药。应用 2～3 年的绝经后妇女的脊柱骨密度稍增加，椎体骨折发病率减少。该药也能减少绝经早期的骨丢失。

②从 2003 年女性激素替代疗法受到质疑以后，阿仑膦酸钠在绝经后骨质疏松症的应用更加广泛。它是第 3 代双膦酸盐，已被 FDA 认可应用于绝经后骨质疏松症的治疗和预防，2000 年 FDA 又认可它治疗男性骨质疏松症。原来就有椎体骨折的妇女，阿仑膦酸钠增加脊柱和髋部的骨密度，减少脊柱和非脊柱骨折的危险性。对原来尚未发生椎体骨折的妇女，该药也降低脊柱骨折的危险性。

③应注意应用阿仑膦酸钠的剂量和疗程。已诊断骨质疏松症的妇女，阿仑膦酸钠的推荐剂量欧美是每天 10mg，预防剂量是每天 5mg。中国人和日本人常常选择每天 5mg 作为治疗剂量。由于该药应该晨起空腹服药，饮水充分，服药后保持坐或立位，空腹至少 30 分钟内不准服其他药等，患者顺应性差。近年证明 1 周剂量 35 ～ 70mg，1 周 1 次顿服，疗效和每天服药相同，顺应性得到改善。我国人的身高和体重低于西方人，许多医生选择每周 40 ～ 50mg，1 次顿服，可以相当西方人每周 70mg，1 次顿服。严重的副作用是可能发生食管炎，可检测发现大便潜血。欧美连续应用该药，有达 5 ～ 7 年以上者。国人可以第 1 年连续用药 8 ～ 10 个月，次年继续 8 ～ 10 个月，已经见到连续 5 年用药者。1 年中不用药的几个月内，阿仑膦酸钠仍然能够继续发挥疗效。

④临床上应用糖皮质激素长期治疗时，应给予二膦酸盐以预防骨质疏松。已经证实，双膦酸盐治疗（羟乙膦酸钠、阿仑膦酸钠和 risedronate）能够阻止应用糖皮质激素治疗的患者脊椎骨和髋骨的骨质丢失，可以减少脊椎骨骨折。阿仑膦酸钠每天 5mg 的剂量已经被认可用于治疗糖皮质激素诱发的骨质疏松症。生理性维生素 D 的替代量（每天 400U）对于全体接受糖皮质激素治疗的患者都是安全的。只要尿钙排出量不大于正常，应该加用每天 1000mg 的钙制剂。对于

尿钙增高的患者，加用噻嗪类利尿剂。

⑤以下病情可以应用阿仑膦酸钠。严重骨质疏松者（是指伴有骨质疏松性骨折者）；绝经 5～10 年以上的妇女，骨密度 T-Score 达到 –2.5SD 或更加严重，原发性骨质疏松的老年退化性病因难于去除者；骨密度 T-Score 达到 –2.0SD，同时重叠存在另一个骨折危险因子（比如由于内科疾病必须应用糖皮质激素）。

（10）女性激素替代（HRT）治疗骨质疏松症的有关问题。2002 年美国"妇女健康倡议（WHI）"经 5.2 年研究，应用结合雌激素每天 0.625mg，甲羟孕酮每天 2.5mg，防止有子宫者发生内膜增生和癌变。研究提前结束的原因是弊大于利：心血管病发生率明显增加，静脉血栓增加 1 倍，脑卒中增加 41%，心脏事件增加 29%，乳腺癌增加 26%；髋关节骨折减少 1/3，结、直肠癌减少 37%。我国妇科界有人认为：小剂量雌激素有益于心血管健康和减少老年性痴呆，美国研究结果中的心血管病的增加是由于孕酮抵消了小剂量雌激素的有益作用，主张单独应用小剂量雌激素治疗骨质疏松症。总体看，应用雌激素长期治疗骨质疏松症，取消孕酮保护子宫的治疗，至少是对于有子宫的妇女是有争议的。因此，许多绝经后骨质疏松症妇女已经转向二膦酸盐治疗。

（11）选择性雌激素受体调节剂（SERM）的治疗。所有当前

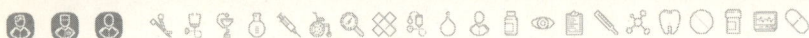

存在的雌激素受体阻断剂均有某种雌激素样活性，因此被称为雌激素受体调节剂（SERMs）。他莫昔芬是临床广泛应用的最早的一种SERMs，能够阻止绝经后妇女脊柱骨丢失，降低血清胆固醇，拮抗雌激素对乳腺的作用，但它诱发子宫内膜增生。raloxifen 是另一种SERMs，能够阻止绝经早期妇女的绝经后骨丢失，降低血清低密度脂蛋白胆固醇，不存在任何雌激素对子宫内膜和乳腺的作用。它降低脊柱骨折的风险度，似乎也降低雌激素受体阳性乳腺癌的发病率。raloxifen 类似于雌激素替代治疗，也增加静脉血栓栓塞的事件。

FDA 已经认可 raloxifen 用于预防绝经后骨质疏松症，正在研究能否用它治疗已经形成的骨质疏松症，能否预防乳腺癌。

雌激素和 raloxifen 两者结合在雌激素受体的相同位点上，雌激素和它的受体结合形成的复合物所呈现的立体构型，允许它结合特异的协同性激活蛋白。

raloxifen 结合雌激素受体以后，受体呈现多次折叠，以致能够阻止与特异的协同性激活蛋白结合，转而结合附加的核心加压蛋白。不同组织内表达出不同的特异性协同激活蛋白和附加的核心加压蛋白，则可能涉及雌激素和 raloxifen 的组织特异性效应或疗效。

（12）降钙素与骨质疏松症的治疗。降钙素是甲状腺 C 细胞分泌的 32 个氨基酸的肽。破骨细胞存在降钙素受体，降钙素能够抑制骨吸收。降钙素对于绝经后妇女似乎能预防脊柱的骨丢失，但附件骨的骨丢失照旧。尚未充分研究降钙素对于骨质疏松性骨折发生率的影响。FDA 已经认可降钙素用于治疗妇女绝经后骨质疏松症。推荐剂量是降钙素每天 100U 皮下注射，200U 鼻吸入，同时给予适量的钙和维生素 D。副作用有恶心和潮热充血，肌内注射给药比较多见，皮下给药则少见。降钙素对少数病例存在止痛效应，因此降钙素可能用于骨折或骨畸形所致的慢性疼痛，但是 3 个月后止痛疗效差。降钙素是肽类物质，不应该忽略存在患者发生过敏的可能性。应该询问药物过敏史，药物剂量从小量开始，逐渐增量。不能忽略联合应用钙剂和维生素 D，否则药物引起低血钙和继发性甲状旁腺功能亢进而致骨吸收增加。

（13）继发性骨质疏松的治疗。主要是积极治疗原发病，可同时酌情应用降钙素、维生素 D、二膦酸盐、雌激素等药物。

预后：根据研究表明，原发性骨质疏松症尚无安全有效的方法，使已经严重骨质疏松的骨骼完全恢复正常。所以原发性的骨质疏松症预防应该从青春期就开始。

老年前期的妇女可给予激素替代疗法，降低骨转换，改善骨强度，预防骨丢失，但不能修复已丢失的骨。

继发性骨质疏松症，应在治疗原发病的基础上，早期预防，早期治疗，适当户外运动，加强肢体功能锻炼，给予抗骨质疏松的药物等以缓解症状。如能采取正确且及时地治疗，病情仍能缓解。

目前治疗骨质疏松症的药物

（1）骨肽片。该药是用来治疗风湿、类风湿的，是唯一的口服骨肽制剂，能直接到达骨质疏松部位，靶向性好，含有多种骨生长因子。

（2）阿仑膦酸盐。抑制破骨细胞的作用，同时具有预防与治疗骨质疏松症的效果。

（3）降钙素。借着皮下、肌内注射或鼻孔吸收，对于停经5年以上的骨质疏松症妇女有效。副作用包括食欲减退、脸潮红、起疹子、恶心与头昏。不过，只要停止药物治疗，骨质流失速度会开始加快，因此必须长期治疗。

（4）钙剂和维生素D。联合用药效果较好。维生素D是钙离子被骨髓吸收的载体，使人体对钙离子吸收能成倍增加，吸收更好。

中医药治疗骨质疏松症

骨质疏松症已不再是中老年人的专利，根据多项调查显示，越来越多的年轻人骨质健康已亮起红灯。现在，让我们来看看中医是怎样治疗骨质疏松症的，中医药在防治骨质疏松症方面具有优势吗？

中医学把骨质疏松症归属"骨痿、骨枯、骨痹"范畴，认为其发病机制为肾虚及脾虚，故针对病机而采用补肾壮骨、益气健脾的治疗法则。

（1）补肾壮骨法。根据"肾主骨"的中医学理论，肾虚是骨质疏松的发病关键，故治疗宜补肾壮骨，若肾精充足，则筋骨坚硬有力。杨氏等选择退化期骨质疏松症患者11例，按临床表现分成肾阴虚和肾阳虚型，分别用左归丸及右归丸加减治疗，连服 2 个月，结果 9 例腰背痛症状明显减轻或消失，用 X 线显示骨密度明显增高者 6 例。王氏等用补肾益骨膏（熟地、淫羊藿、紫河车、泽泻、龙骨等）治疗更年期妇女骨质疏松症，服药 3 个月后，患者桡骨、尺骨骨矿含量均较治疗前增加。梁氏等以续断、桑寄生、山萸肉、骨碎补、熟地等治疗 58 例，肾虚症状明显改善，且骨密度平均值略有回升，其中尺骨、桡骨矿物质含量较治疗前明显增加，而对照组呈进行性减少。由以上临床案例表明，从肾论治骨质疏松症不但使肾虚症状明显改善，且骨矿含量、骨密度等指标的检测亦可得到改善，证实了补肾中药对治疗骨质疏松症效果优良。

（2）益气健脾，活血调肝。脾虚则肾精亏虚，骨骼失养，骨骼脆弱无力，以致发生骨质疏松症。故治疗宜补气活血、健脾调肝。日本金井成行用加味归脾汤治疗骨质疏松症，显示对骨盐量增加明显，可使贫血及更年期指数改善。张氏等发现丹参能使骨折过程中胶原纤维丝形成增多，钙盐沉积丰富，证明了丹参可以从邻近骨折骨组织中调动钙，以满足新骨形成对钙的需要，这说明丹参具有直接调节钙代谢的作用。

标本兼治骨质疏松

骨质疏松的治疗包括两部分：一是病因治疗，即"治本"，二是对症治疗，即"治标"。

（1）"治本"即病因治疗。引起骨质疏松的原因很多，治疗骨质疏松首先要去除病因，特别是内分泌及代谢原因引起的骨质疏松，一旦控制住病因，骨质疏松可逐渐好转。所以，在治疗骨质疏松之前，一定要全力找出致病原因及因素，然后有针对性地采取治疗措施。用于预防和治疗骨质疏松的药物有三类。

①抗骨吸收药。例如雌激素、降钙素、三磷酸等。

②促进骨形成药物。如氟化物、促进合成代谢的类固醇等。

③矿化作用药物。如钙制剂、维生素 D 等。药物治疗可以减轻骨质疏松的疼痛、增加骨量、预防骨折。

（2）"治标"即对症治疗。对于老年性骨质疏松，由于骨质疏松与骨骼的衰老有关，因而主要是采取对症治疗，减轻骨质疏松引起的疼痛和不适。对于其他原因引起的骨质疏松，也可在病因治疗的同时，有针对性地治疗疼痛、肿胀、畸形等。

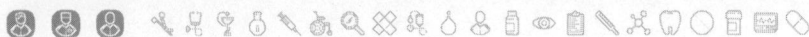

老年骨质疏松症的防治

骨质疏松症，属中医学骨痿范畴。《黄帝内经》有："肾气热则腰脊不举，骨枯而髓减，发为骨痿"。人体的盛衰是肾气盛衰的外在表现。人进入老年期，随着年龄增长，患骨质疏松症者亦日益增多。

人是在肾气盛、肾气实、肾气衰的演变过程中度过其一生的，故随着年龄的增长，肾气衰而步入衰老。当年龄增长，尤其是绝经期后的妇女，其性激素减少，从而对肾上腺皮质酮的影响增加，使骨形成降低，钙代谢也处于负平衡，终而产生骨质疏松。另外，低钙饮食、缺少阳光等可致维生素 D 不足，这与发生骨质疏松关系密切。上述原因所致的骨质疏松症，虽系生理现象，但是如若出现症状，即可成为病理变化，常见下列情况。

（1）隐性骨质疏松症。刚开始无症状，故称为隐性，仅可在骨密度仪器、X 线摄片中发现轻度骨密度降低的疏松表现。

（2）轻型骨质疏松症。隐性患者到一定程度，出现腰背酸痛，四肢乏力，周身疼痛。骨密度仪器、X 线检查骨皮质变薄，骨小梁变细，数量减少，纹理变粗。

（3）重型骨质疏松症。轻型者稍受外伤，或弯腰或提重物可引

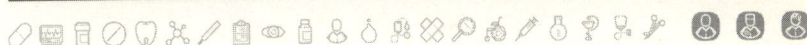

起腰腿剧痛。骨密度仪器、X线检查：胸腰段间可有椎体压缩楔形变化，密度降低，水平骨小梁变稀。一般3～4个月内椎体愈合，但易再次损伤，或无明显外伤而现原因不明的脊椎弥漫性疼痛，多见于更年期妇女。

（4）继发性骨质疏松症。可由长期服皮质类固醇激素、骨过长时间固定、甲状腺功能亢进、血钙升高、骨吸收加强、酒精、类风湿性关节炎、坏血病、糖尿病等疾病引起。

治疗该病宜从调整肾气衰为主，使其恢复骨的内部结构。常用方法如下。

中药疗法：隐性者服用六味地黄丸，每次1丸，每日2次，连服3个月，同时服健步虎潜丸；重型先用大成汤，当归10g，木通10g，枳壳10g，厚朴10g，苏木、大黄、芒硝（冲服）各12g，红花、陈皮、甘草各6g，水煎服，2剂后，改服壮骨强身汤；若有弥漫性疼痛者，可用独活寄生汤加味，同时服用钙剂、维生素D等。

练功疗法：人进入老年期劳动和锻炼的时间、强度等均有所减少，肌肉变得松弛，骨也就更易于疏松。为此，每日应适当安排些日常劳动及练功、锻炼活动。唐代著名医学家孙思邈，就非常重视练功与参加适当的劳动。他说："人欲劳于形，有病不能成"，并指出劳动与运动是祛病延寿、推迟衰老的重要措施。汉代医学家

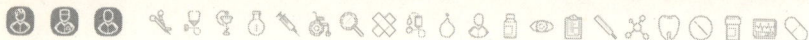

华佗创出的五禽戏,以及八段锦、太极拳、气功等,都是保存至今,并非常有效的保健方法。老年人依自己的状态,选用恰当的方法,并能持之以恒,多能对骨质疏松起到良好的预防和治疗作用。其他如多进行室外活动,接受新鲜空气和阳光的照射等,对骨质疏松的康复也大有益处。

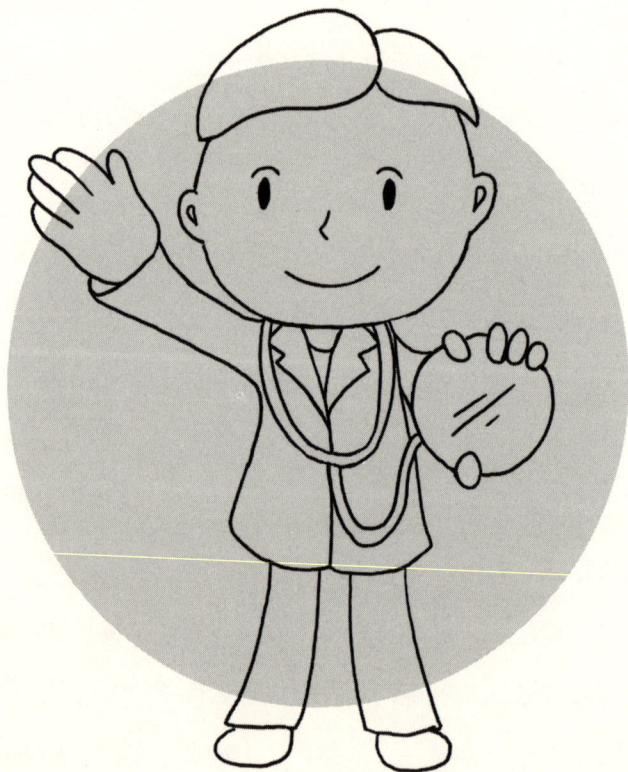

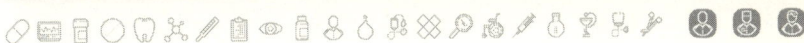

食物疗法：药补不如食补，如常服猪、牛、羊的骨头汤，或多吃乳类、豆浆、海米、花生、豆类、虾皮、苋菜、荠菜等含钙较高的食品及蔬菜，对老年骨质疏松的康复均非常有利。另以鹿角霜、海马、鹿骨、方海等以米酒泡2周后，每日服用，常可有显效。

药膳：

鲤鱼汤。活鲤鱼1条，去鳞、内脏，加葱末、姜末、料酒和盐，稍腌片刻，加水煮至汤白鱼烂，分次食用。适用于老年骨质疏松、糖尿病等。

鲫鱼汤。活鲫鱼1条，去鳞、内脏，加葱末、姜末、料酒、盐等调料，稍腌片刻，加水煮至汤白鱼烂，分次食用。适用于老年骨质疏松、糖尿病等。

山药枸杞甲鱼汤。怀山药10～15g，枸杞子5～10g，甲鱼1只（300～500g）。甲鱼放入热水中宰杀，剖开洗净，去内脏与各用料一起炖熟，加入姜、盐、酒少许调味，即可享用。有滋阴补肾、益气健脾功效。适用于阴虚偏胜的骨质疏松症患者。

🧑 常吃四类药易致骨质疏松

很多人认为，人老了，骨质疏松是自然规律，殊不知非自然因

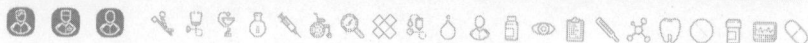

素也会导致骨质疏松，很多药都会导致骨质疏松，临床上称为药源性骨质疏松症，比如长期使用以下四种药物就容易引起骨质疏松症。

（1）目前，糖皮质激素类药物是最常见引起药源性骨质疏松症的因素。糖皮质激素可促进蛋白质分解，增加钙、磷排泄，使骨基质形成障碍。

（2）长期服用抗癫痫药，也会因消化道对钙的吸收减少而致低钙血症，出现骨质疏松症。

（3）甲状腺激素，会使钙磷运转失调，引起骨骼系统脱钙，骨吸收增加而导致骨质疏松症。

（4）患者应用肝素超过4个月就可能发生骨质疏松症或者自发性骨折。

预防药源性骨质疏松症的最好办法就是合理用药，能不用就不用或尽量少用。如果骨质疏松已较严重，可对症处理，补充维生素 D 和多晒太阳。

中药葛根治疗骨质疏松

中医对骨质疏松症的治疗以补肾为主要原则，临床上多用补肾壮阳药。葛根是传统辛凉解表药，主治头痛项强、烦热消渴等，利

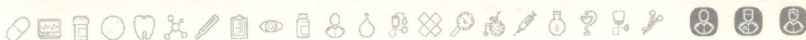

用葛根中所含的高异黄酮进行抗骨质疏松症药物开发有重要意义。

骨质疏松症的治疗手段有哪些

对骨质疏松症的治疗已经从推迟骨质疏松症的发生和恶化的治疗，进展到积极地恢复骨骼健康的治疗，使"从骨寿命而言可以使人的预期寿命延长 10 ~ 20 年"的预想成为可能。针对骨质疏松症患者骨吸收与骨形成偶联失调，药物治疗分为三大类。

（1）骨吸收抑制剂，以减少骨量的进一步丢失，雌激素、降钙素、二膦酸盐、异丙氧黄酮都属于这一类。

（2）骨形成促进剂，以增加骨量，包括氟化物、维生素 K、甲状旁腺素、雄激素、生长激素等。

（3）骨矿化促进剂，促进骨钙沉着，增加骨量，这类药物有维生素 D 与钙剂。

需要特别提出的是，既往 HRT（激素替代疗法）曾作为治疗女性绝经后骨质疏松首选，但新的研究表明，在 HRT（激素替代疗法）作为骨质疏松的一线用药方面，风险/受益比值不理想。骨质疏松症的防治方面，在欧洲范围内 HRT 不再作为骨质疏松症的一线疗法。2003 年国际骨质疏松大会学术委员会推荐：不建议使用 HRT 预防慢

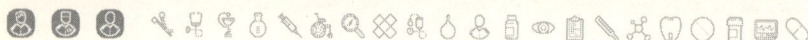

性疾病；HRT 应该用于绝经症状明显的患者，以减轻症状；如果使用 HRT 使用剂量应该最低，使用时间应该控制在最短；对使用 HRT 的患者应该定期检查；对有泌尿生殖器症状的患者，应考虑局部用药；对于骨质疏松症的防治，仅作为抗吸收治疗的备选用药。

中医学认为"脾为后天之本"，脾的功能健全，消化吸收能力就强，成为生化气血之源；"肾为先天之本"，其主要功能是藏精，主骨、生髓，人的生长发育与生殖主要依赖肾的功能健全。若脾病日久，运化失职，饮食得不到消化吸收，无力滋养先天之肾，则肾精虚衰，最终使脾肾两亏，可表现为腰膝无力、腰背酸痛等。因此，健脾补肾乃是中医治疗骨质疏松的根本原则。

老年性骨质疏松的治疗方法

治疗老年性骨质疏松的目的：增加骨骼中骨基质和骨矿物质的含量；防止和减少骨质的分解，促进其合成；缓解或减轻因骨质疏松引起的疼痛及不适感。根据上述治疗的目的，人们应用各种方法来治疗老年性骨质疏松，取得了一定的疗效。治疗老年性骨质疏松的主要方法如下。

（1）饮食治疗。饮食治疗的关键是合理安排饮食结构。老年

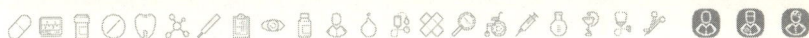

人要多食入一些含钙、磷、维生素及蛋白质丰富的食品，以弥补体内与骨代谢有关的物质的不足。饮食治疗贵在长期、合理地调节饮食并持之以恒，短时间内暴饮暴食不但对身体无益，反而有害。

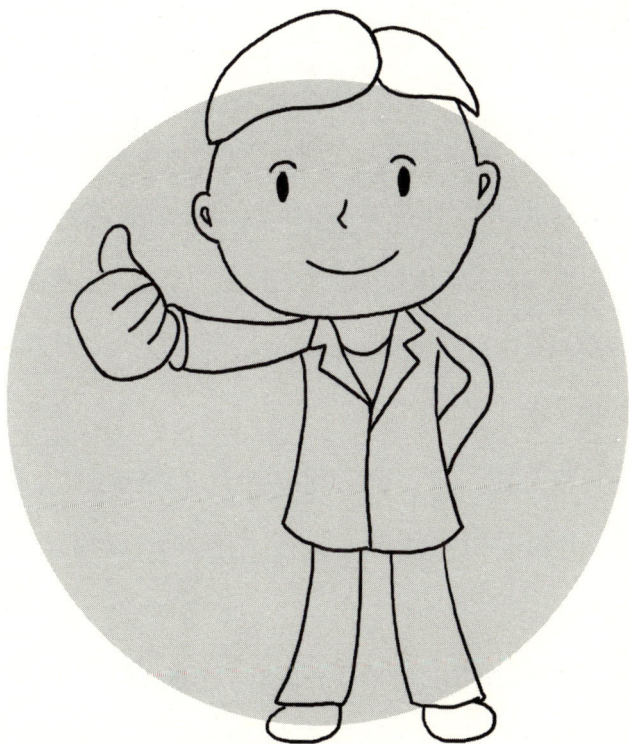

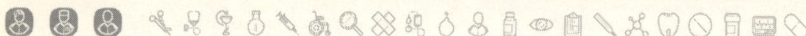

（2）药物治疗。针对老年性骨质疏松者体内代谢的异常，可以用药物进行调整。如老年性骨质疏松者存在着骨钙的丢失和某些维生素的缺乏，因而可以服用一定量的钙剂、维生素制剂，来补充体内的不足。

（3）激素治疗。严格地讲，激素治疗也属于药物治疗，但有其特殊性。老年性骨质疏松治疗所用的激素不同于常用的固醇类激素，而是性激素（如雄激素、雌激素）。性激素可刺激骨骼形成，减少骨质分解，达到治疗骨质疏松的目的。对于女性绝经后产生的骨质疏松，性激素的治疗更为重要和有效。

（4）体育治疗。体育治疗简称体疗，是通过体育活动，调节全身代谢状态，改善骨骼血液循环状况，增加外力对骨骼的刺激，从而缓解骨质疏松。

（5）物理治疗。物理治疗简称理疗，是将电、光、声等现代化理疗仪器作用于人体及骨骼之上，促进骨骼的合成。主要包括超声波、超短波、磁疗、热疗等。

（6）心理治疗。心理治疗长期以来不被人们所重视。近年来，人们越来越认识到，各种疾病（包括骨质疏松）的症状轻重与人的心理状态关系密切。心胸广阔、心情愉快、性格豁达者症状往往较轻，

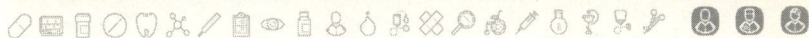

治疗效果也好；心胸狭窄、性格怪僻、心情压抑者症状常表现得较重，治疗效果也较差。因此，心理状态的调整日益受到重视。

第 5 章

康复调养

三分治疗七分养，自我保健恢复早

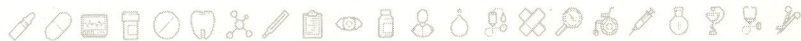

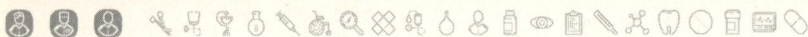

骨质疏松症的预防

骨质疏松的预防含有两种意义：首先是高危人群的预防，主要是绝经后妇女；其次是普通人群。骨质疏松的危险因素包括：白人和东方人种，消瘦，钙及其他营养素长期摄入不足，运动少，嗜烟酒及咖啡，卵巢切除术后等。对有这些危险因素的绝经后妇女，如无其他禁忌证，应提倡早期使用雌激素预防。由于骨峰量的不足是成年后骨密度降低和骨质疏松的重要发病因素，故应在青少年甚至婴幼儿期就开始注意饮食的均衡，特别是钙的摄入，必要时口服钙剂，青少年期鼓励多运动。面对老年人特别是已有骨量减少或骨质疏松的患者，应注意运动项目的选择和运动量。由于老年人的应急和反应能力降低，故要尽量注意老年人的日常保护，如饭后起立、夜间起床等，以减少跌倒的危险，降低与骨质疏松相关的骨折的发生率。

哪几类人需警惕骨质疏松

（1）长期饮酒的人。有关专家认为，饮酒过度所引起的营养不良和吸收障碍，以及酒精引起成骨细胞功能障碍，均能使骨质形成

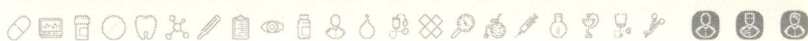

和骨矿骨化减少，日久可导致骨质疏松症。

（2）少年时缺乏锻炼者。研究发现，青少年运动锻炼多者，其进入老年后骨质疏松不仅发生晚，而且较轻。日本千叶大学骨科的专家认为，运动锻炼是防治骨质疏松的一剂良药，任何年龄参加这种锻炼都为时不晚，关键在于持之以恒。

（3）缺乏雌激素者。老年绝经期妇女应用雌激素比应用钙剂在治疗骨质疏松的方面效果更佳。

（4）缺硼、缺镁者。医学专家的研究表明，骨骼需要硼元素不断对钙的代谢作用，也需要大量的镁盐沉积物。镁能保障骨骼的正常结构和功能。营养学家建议，骨质疏松的患者可通过食物补镁疗法来增强骨骼的质量。

（5）月经不正常者。现在研究发现，年轻妇女也会出现骨质流失，这是因为部分妇女的孕激素反常，月经不正常而引起，其结果会导致较易患上骨质疏松。

（6）自身免疫状况较差者。以前的研究表明，骨质疏松症与甲状腺功能亢进、雌激素减少、缺乏矿物质等因素有关，20世纪90年代以后美国医学家的一项初步研究发现，骨质疏松与人体自身免疫过程有关。

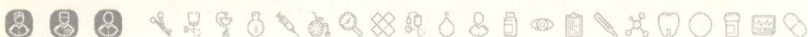

骨质疏松的常见致病因素及预防

老年人容易骨质疏松，有的人补了几年钙，还是骨质疏松，这就是酸性体质在作怪。酸性体质把人的血钙中和沉淀了，血钙低了，骨头里的钙就会跑出来补充血钙，结果又被酸性物质中和了，形成了恶性循环，所以酸性体质要想补钙，必须先纠酸，改善酸性体质，补钙才能成功。

酸性体质除了造成以上疾病外，还容易失眠、多梦、疲劳、腰酸背痛、四肢麻木、怕冷、便秘、腹泻、急躁、身体肥胖、痛风等。

如何预防骨质疏松呢？

（1）控制饮食结构，避免酸性物质摄入过量，加剧酸性体质。大多数的蔬菜水果都属于碱性食物，而大多数的肉类、谷物、糖、酒、鱼虾等食物都属于酸性食物，健康人每天的酸性食物和碱性食物的摄入比例应遵守 1∶4 的比例。壳寡肽为一种动物性活性碱，能迅速排除人体体液偏酸性物质，能维持血液中钙浓度的稳定，保持人体弱碱性环境以预防和缓解骨质疏松。

（2）吸烟会影响骨峰的形成，过量饮酒不利于骨骼的新陈代谢，喝浓咖啡能增加尿钙排泄、影响身体对钙的吸收，摄取过多的盐以及蛋白质过量亦会增加钙流失。日常生活中应该避免形成上述不良习惯。

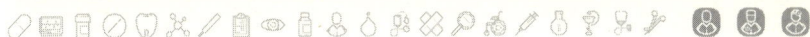

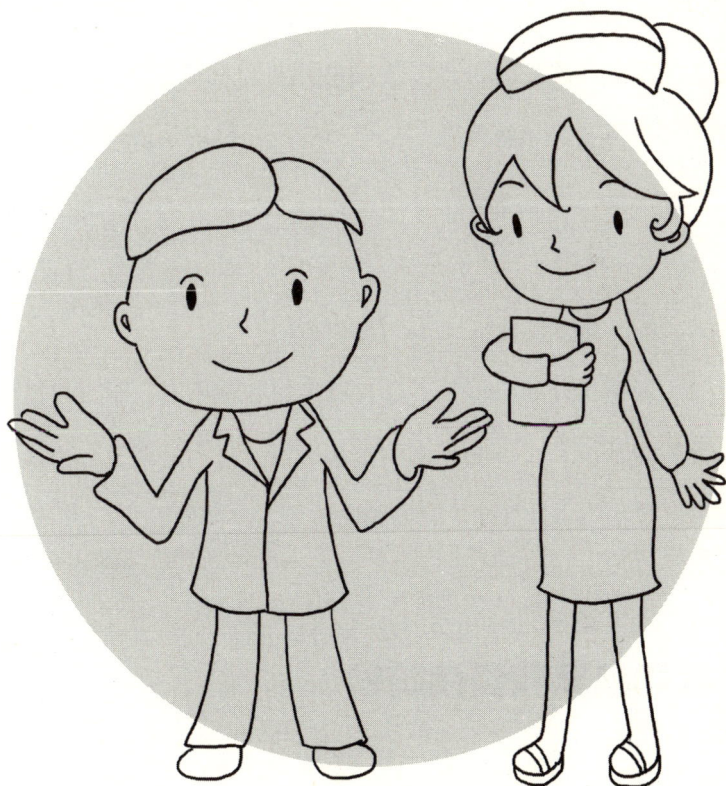

　　（3）运动可促进人体的新陈代谢。进行户外运动以及接受适量的日光照射，都有利于钙的吸收。运动中肌肉收缩直接作用于骨骼的牵拉，会有助于增加骨密度。因此，适当运动对预防骨质疏松亦是有益处的。

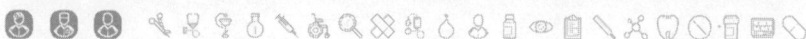

（4）防止缺钙还必须养成良好的生活习惯，避免酸性物质摄入过量，加剧酸性体质。如彻夜唱卡拉 OK、打麻将、夜不归宿等无规律的生活，都会加重体质酸化。应当养成良好的生活习惯，从而保持弱碱性体质，预防骨质疏松症的发生。

（5）不要食用被污染的食物，如被污染的水、农作物、家禽、鱼、蛋等，要吃一些绿色有机食品，防止病从口入。

（6）保持良好的心情，不要有过大的心理压力，压力过重会导致酸性物质的沉积，影响代谢的正常进行。适当的调节心情、减轻压力可以保持弱碱性体质，从而预防骨质疏松的发生。

壮阳品易致骨质疏松

以往骨质疏松多是 50 岁以上女性的"专利"，而如今一些经常吃保健品的中年男性，尤其是糖尿病患者，也加入骨质疏松患者"大军"，这一比例约占到总骨质疏松患者的 20%。

一些广告宣传所谓"补钙""壮阳"的保健品，其实里面多含有激素成分，长期服用影响钙的吸收，骨质代谢差，造成骨质疏松。此外，糖尿病患者由于胰岛素分泌不足，易发生电解质紊乱，出现低钾、低钙、低镁，继而影响骨代谢，也易出现骨质疏松症。

治疗骨质疏松谨慎用药

　　美国媒体报道说，美国国内医疗机构研究发现，近年来数千名骨质疏松症患者在使用防止骨质疏松症的双膦酸盐类药物后出现颌骨坏死现象。因此怀疑，双膦酸盐类药物可能与颌骨坏死有一定联系。虽然权威机构还没有对可能存在的问题给出明确解释，而且与双膦酸盐类药物每年数百万的处方量相比，颌骨坏死病例所占比例并不多，但美国有关专家已提醒患者谨慎用药。

　　可疑联系：用药后出现颌骨坏死病例。

　　现年56岁的洛杉矶市居民休·皮尔万自12年前发现自己出现骨质疏松症状后，开始长期药物治疗。1999年，皮尔万的颌骨长出一根骨刺，她最后不得不接受外科手术移除骨刺。直到2005年医生们才知道真正的致病原因：皮尔万长期使用的骨质疏松症药物。

　　《洛杉矶时报》报道说，自2001年以来，美国国内有2400多人在接受双膦酸盐类药物治疗后出现颌骨坏死。其中，大部分患者接受治疗的方式为静脉注射。

　　这家报纸说，患者服用此类药物后出现的副作用是严重感染、肿胀和牙齿松动。患者往往需要接受手术，以移除坏死骨骼组织，或者接受长期抗生素治疗。

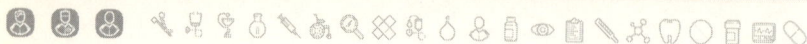

此外，有大约 120 人在口服这类药物后出现骨骼、骨关节疼痛等症状，部分患者甚至卧床不起或者只能依靠轮椅、拐杖行走。

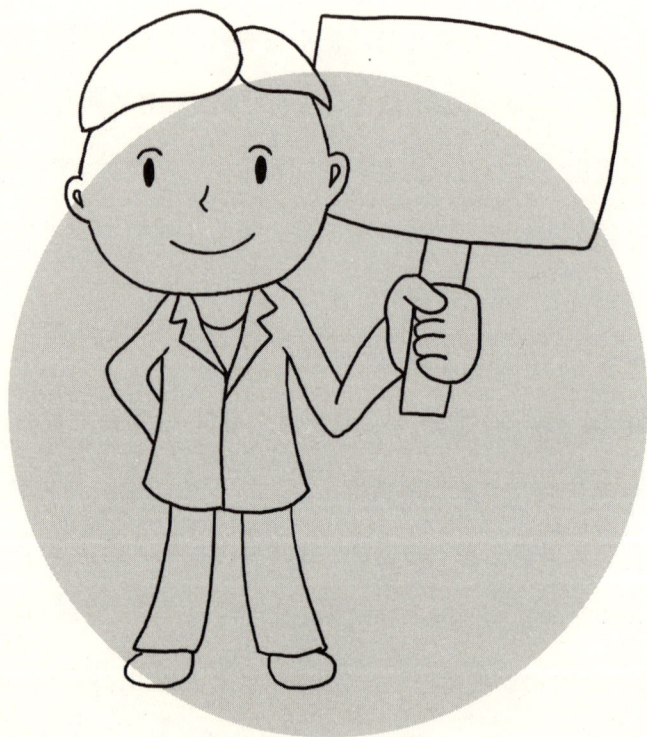

潜在威胁：越来越多女性使用该类药物。

医药信息咨询公司 IMS 的调查说，仅在去年，美国国内医院为患者开出的口服双膦酸盐类药物处方超过 3600 万。将近 300 万癌症患者接受了静脉注射治疗。另外，考虑到至少 90% 药物出现的副作

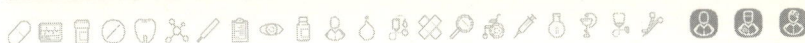

用症状没有报告给美国食品和药物管理局，颌骨坏死病例数字可能更高。

而让专家们最为担心的是，目前越来越多的女性开始使用双膦酸盐类药物。此前，女性骨质疏松症患者可以选择激素替代疗法防止骨质疏松，但自从 2002 年的一份报告显示激素替代疗法可能增加女性患上乳腺癌的风险后，选择双膦酸盐类药物的女性增长了32%。

生产商反应：此种病例非常罕见。

双膦酸盐类药物治疗可以限制破骨细胞活动、增强骨质。但专家同时指出，破骨细胞的活动与造骨细胞的生成存在一定联系，而随着双膦酸盐类药物抑制破骨细胞时间的延长，造骨细胞也会受到影响。

不过，双膦酸盐类药物之一"福善美"的生产商，美国医药巨头默克公司的一份声明说，使用"福善美"以后出现颌骨坏死的病例"非常罕见"。"在我们对'福善美'展开的所有临床试验中，超过 1.7 万临床患者均没有发现此类报告，"默克公司发言人在声明中说。

骨质疏松患者在治疗时，应遵循医生指导，谨慎、合理用药。

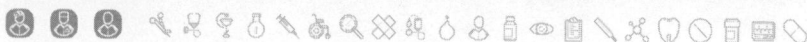

骨质疏松应从年轻时开始预防

生活中，我们经常会看到一些老年人弯腰驼背、身高越来越矮，有的人常感觉骨头里面疼痛，还有些人轻轻滑倒，就可能导致骨折，甚至用力咳嗽，就可能"咳"断几根肋骨……这些都可能是骨质疏松症带来的麻烦。随着人口老龄化，骨质疏松症已成为全球范围越来越严重的公共健康问题，而目前的医疗水平只能做到预防和减缓骨质疏松发生的程度，却无法使疏松的骨骼"返老还童"，恢复原状。那么，骨质疏松是如何发生的，哪类人是高危人群，该怎样防治呢?

人的骨头就像一座房子，里面有很多的骨小梁支撑，如果骨头里钙质流失了，就好像"豆腐渣工程"的建筑，无法承受相应的重量，骨骼的质和量发生改变，科学地说就是骨的生物力学特性发生改变。骨质疏松症就是一种骨吸收（丢失）超过骨形成，而导致骨质松脆容易折断的病理状态。它的原义为充满空洞的骨骼。从某种意义上说，骨质疏松是一种自然的中老年退行性疾病，任何人都会存在，因为一个人50岁的骨头当然比不上40岁时硬。不过，有些人骨量丢失得特别快，处于不正常的状态，就会出现骨头疼痛、身长缩短、驼背、非暴力性骨折等较为严重的骨质疏松症临床表现。

骨质疏松症的发病率随年龄增长而增加。40岁以后，由于胃肠和肝肾功能逐渐减退，钙的吸收减少而流失增加，体内的钙呈负平衡。45 岁以后，每 10 年骨骼脱钙率为 3%。一般骨量丢失 20% 以上时即有可能发生骨折，椎骨、髋骨和前臂骨是骨质疏松症患者最易骨折的部位。而其中髋部骨折对于老年人的危害最大，有时甚至可能危及生命。据统计，我国老年人骨折发生率为 6.3% ~ 24.4%，尤以高龄（80 岁以上）女性老人为甚。

妇女进入更年期（平均年龄是 49 岁左右）后，最大的生理变化就是卵巢功能衰退、雌激素缺乏、绝经。雌激素减少带来后果之一就是妇女骨骼中钙质的大量流失，我国女性运动量相对较少，牛奶喝得不多，食物中钙摄入和吸收量不足，绝经后 3 ~ 5 年，平均每年会丢失 2.5% 的钙，从而引发骨质疏松。据调查显示，我国 60 岁以上女性骨质疏松率高达 40%。

与女性相比，男性骨质疏松发生较早，往往自中年期（40 岁左右）就开始出现骨量减少，如果在这之后的十年内未能给予重视和防治，那么自 50 岁后骨量丢失就更为明显，速度加快，易引起老年骨质疏松症发生。男性的骨架较女性大，横断面积也比女性大 25% ~ 30% 左右，因此男性因骨质疏松症发生骨折的概率要低于女性。但不容忽视的是骨质疏松症所致的疼痛、乏力却比女性明显，大大降低了生活质量。所以，男性也要预防骨质疏松症。

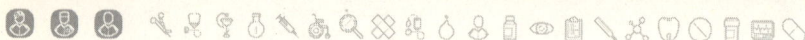

据了解，不同国家人们日常钙摄入推荐剂量是不一样的，我国的推荐剂量是成人每天 800mg，很多人可以在日常饮食中通过吃富含钙质的食物而获得，不一定额外补充钙剂。但对于更年期妇女、孕妇、青春期孩子、老年人、服用激素类药物、糖尿病、甲亢等疾病患者，应在医生的指导下，适当补充钙剂。

市场上各种钙剂很多，最好选择那些钙含量高一些的制剂，相对而言，合成钙安全性较高，离子状态的钙更容易吸收。因为在有胃酸分泌的环境，钙吸收较佳，所以钙片最好与食物一起吃。

对于骨质疏松症患者的治疗，一般采取三个手段，一是补充"原材料"—钙和维生素 D；二是服用抑制骨吸收、促进骨重建的药物；三是中西医结合，喝些补肾密骨汤，服用一些促进骨再生的中成药。激素替代治疗目前仍存争议。医生特别强调，传统的骨头汤里由于富含脂肪，对骨质疏松尤其是新鲜骨折患者，并没多大益处。

人在 35 岁以前，骨代谢非常旺盛，摄入的钙很快吸收进入骨骼中沉淀，骨骼生成迅速，骨钙含量高，骨骼最为强壮。由于成骨细胞的作用，此时骨形成大于骨丢失。35 岁以后，骨丢失将逐渐大于骨形成，体内含钙量将逐年减少。如果在 35 岁以前让骨骼最大限度地储存更多的钙，可以为中年后减缓骨量丢失速度打下良好基础。储存钙的有效手段是均衡饮食，在饮食中持续补充钙质；同时坚持室外运动。而对于中老年人最值得推荐的运动是太极拳。

从儿童期开始，就要注意饮食中钙质的摄入，多吃富含钙质的食物，比如牛奶、豆腐、虾皮、紫菜等。在婴儿期、青春期适当补充钙剂。钙在体内吸收必需维生素 D 的参与，有些儿童明明在不断补钙，一检查，还是缺钙，主要原因是补钙的同时，没有补充维生素 D。维生素 D 可以通过日晒在体内激活，也可通过适当补充鱼肝油来获得。

最好每天坚持有规律的室外体育锻炼，例如走路、慢跑和有氧运动。既可促进体内维生素 D 的生成，促进钙的吸收，又可增加肌肉的负荷，增强肌肉对骨、关节的保护作用。

最后，医生提醒大家，骨质疏松的前期往往是静悄悄的过程，出现骨折时，已是严重阶段。当您有下列症状时，应立刻到医院检查诊治：开步走或身体移动时，腰部感到疼痛；初期背部或腰部感觉无力、疼痛，渐渐地成为慢性痛楚，偶尔会突发剧痛；驼背、背部渐渐弯曲即所谓的后凸畸形；身高变矮。

🧑‍⚕️ 降血压药有助治疗骨质疏松症

据"中央社"报道，日本最新实验发现，大多数的骨质疏松症

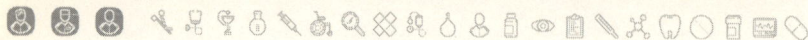

患者与高血压患者一样，都是受到激素物质"Ang Ⅱ（血管张力素）"的影响。实验发现，降血压药物也可用于治疗骨质疏松症。

大阪大学医学院医学系研究科的教授森下龙一为首的研究团队，为了制造出与此典型症状相同的患者，于是摘除母鼠的卵巢进行实验。森下首先在母鼠身上施予血管张力素Ⅱ，发现母鼠不仅出现高血压的症状，还与停经后骨质疏松症的患者一样，"破骨细胞"会增生、活化，骨质的密度有降低的情形。

有了这项实验结果，森下等研究人员紧接着选择原本有高血压症状的实验鼠，摘除其卵巢进行实验，在未施予任何药物的情况下，此实验鼠的骨质密度降低约30%。另外，以血管张力素接受器阻断剂"雅脉膜衣锭（Olmesartan）"施予实验鼠的话，破骨细胞的增生与活化就会停止，骨质密度未见降低。

森下表示，停经后骨质疏松症患者们造骨的"骨芽细胞"大多还是健全的，若能抑制 Ang Ⅱ（血管张力素），减弱破骨细胞的增生与活化的话，一度疏松的骨质密度，可恢复到接近原来的状况，因此可以说，降血压的雅脉膜衣锭（Olmesartan）成为骨质疏松症治疗药的可能性相当高。

森下也说，属于骨芽细胞减少的"老年性骨质疏松症"或男性骨质疏松症，也很可能是受到 Ang Ⅱ（血管张力素）的影响，未来

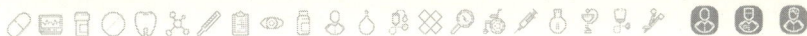

将朝这方向继续研究。他说，有许多人同时罹患高血压及骨质疏松症，一药可治二病，加上雅脉膜衣锭（Olmesartan）副作用少，所以此疗法应该是效果不错的。

更年期女性更应"养骨"

中国人常常会说，瞧谁谁谁，年龄那么大了，身子骨还那么硬朗，真是福气……在日常生活中，"身子骨"的质量，已经成为对中老年人健康的评判标准。它意味着什么？健硕、硬朗、灵活、"身子骨"，并不是简单的文学修辞，其实道出了一个人体生理的秘密：身体健康，落点在"骨"上；防病祛病，最关键的切入点，在于"养骨"。

大多数疾病都与骨骼有关，骨骼的好坏强弱是因，疾病是果。简单地讲：沿着脊椎的31对神经分别由脊椎骨与脊椎骨之间的椎间孔伸出而贯穿全身；所有的脊神经负责传递大脑与身体各个部位之间的讯息，因此，当脊椎发生异常时，就会影响到我们的器官；同样，当器官不健康时，也可以从脊椎骨上找到异常之处，且直接通过养护脊椎拔除病根、永葆年轻与健康。

那么骨该如何去养才是养在了根本、养到了实处呢？

任何事情都必须首先遵从自然定律，养骨也不例外。地心引力

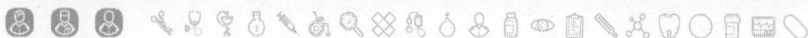

是对骨骼影响最大的自然力量，如何顺应地心引力，维持骨骼平衡也就成为养骨的首要任务。"立如松、坐如钟、卧如弓"，从物理力学上来讲是最能抵抗地心引力，最能维护骨骼健康的。

如何预防更年期女性骨质流失呢？

德美科学家研究发现，到了更年期的妇女如果体重明显减轻，其患骨质疏松症的危险将会增加。骨质疏松是导致大腿骨折的典型病因。

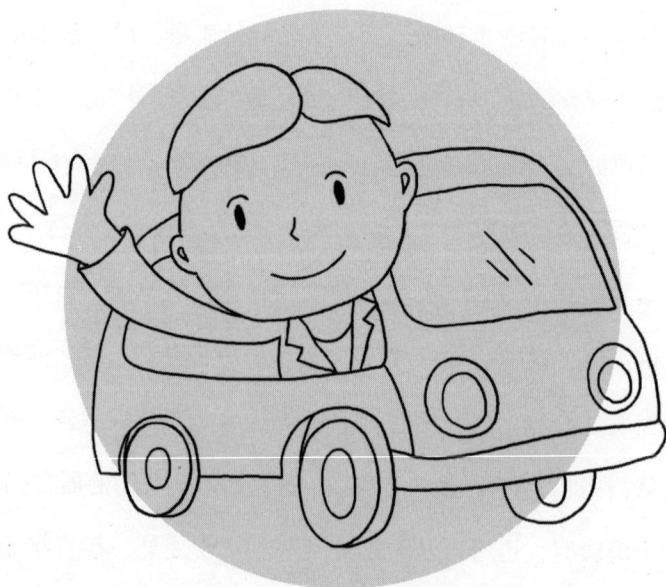

提醒：如果年过 50 岁的妇女体重比原来减少 10% 以上，其发生大腿骨折的可能性较体重没有变化的同龄妇女大 3 倍。

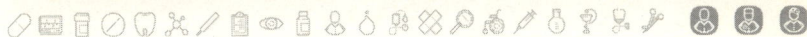

建议：均衡饮食、多运动可预防骨质疏松。

女性在日常生活中，要注意以下几个方面。首先，钙的摄入相当重要。女性在日常生活中要注意饮食均衡，食物摄取要注意高钙低脂，含钙量较高的食物有：牛奶、乳酪、绿叶菜、大豆等。其次，预防保健方面，在平时生活中应注意去除可以避免的危险因素，如抽烟、酗酒、内分泌疾病等。平日要维持适量的有氧运动，散步、登山、步行、游泳都是很好的运动，而且要保持一定的运动量。特别是办公室一族，要注意多接触阳光，在紧张工作的同时，要抽空活动活动身体，一般来说，每周要坚持 2 ~ 3 次运动。

骨质疏松防治五大误区

骨质疏松是中老年人尤其是老年人常患的一种骨科疾病。我国城市人群中，老年女性骨质疏松的发病率接近 20%，老年男性骨质疏松发病率为 12.4%。骨质疏松发病时，不仅表现为疼痛，如周身骨痛等，而且容易导致骨折。另外，患骨质疏松的中老年人，还会发生驼背和身高变矮等。

对于骨质疏松，人们通常不会小视，但在防治上常常走入五大误区，突出表现如下。

（1）认为年纪大了才需要补钙。实际上，年轻人也同样需要注意骨骼健康。只有年轻时补充足量的钙，提高身体骨量的峰值，进入中老年时，才能延缓骨质疏松的发生。与其年纪大了出现骨质疏松时再补钙，不如年轻时就注意通过平衡饮食等措施来防患于未然。

（2）仅靠自我感觉发现骨质疏松。一些中老年人骨头不疼不痒，感觉良好，就以为不会发生骨质疏松。实际上，大多数的骨质疏松，在初期甚至中期都不会出现异常感觉或感觉不明显。当发现自己腰背痛或骨折时才去诊治，已为时过晚。如早期适当进行一些检查，这种情况就可以避免发生。

（3）迷信保健品商店。现在不少出售钙制品的商店为了促销，都专门配备了检测骨密度仪器，对顾客进行免费检测。一些中老年人往往仅靠这一项检测，就轻信自己患有骨质疏松，并大量购买补钙品服用。实际上这样做是错误的，因为判断骨质是否疏松，还需要进一步做定量 CT 检查等才能确认。同时，补钙也不是越多越好，只有选择适合自己的品种，并适量服用，才能取得应有效果，盲目补钙，反而对身体有害。

（4）认为骨质疏松只能在家里静养，或躺或坐。实际上，即使已经诊断为骨质疏松的老年人，也应该多参加运动，因为运动不仅可以改善血液循环，还可以增强骨密度，更助于骨骼健康。只是在

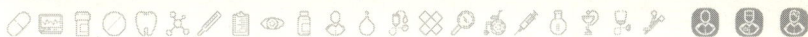

运动中需要格外小心，以免运动不当发生意外。

（5）认为防治骨质疏松只需补钙。这也是一种片面的看法。实际上，补充钙片对防治骨质疏松有一定效果，但合理膳食在一定程度上比单纯补充钙片还重要。因为合理膳食，不仅能够促进钙质吸收和利用，而且补钙通过食补，比如多吃一些含钙较多的奶类、鱼、虾、豆制品等，效果反而更好。

第 6 章

预防保健

运动饮食习惯好，远离疾病活到老

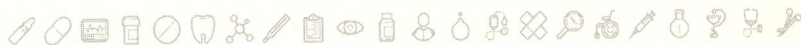

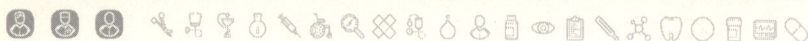

🧑‍⚕️ 抗骨质疏松汤治疗骨质疏松

　　骨质疏松预防及治疗中心在反复实验研究和长期临床实践的基础上,几经筛选,优化出一套治疗骨质疏松症的有效治疗方法和药物,用中西医结合的办法,遵循中医理论辨证施治,结合西医辨病用药,突出中医药整体调整的优势、有效促进西药发挥疗效,同时避免了某些药物毒副作用。其中抗骨质疏松汤是本套治疗方案中核心药物,组方既有病因治疗即治本,又有对症治疗即治标,这样标本同治,临床效果突出。特别是对因使用糖皮质激素引起的骨质疏松,应用本方治疗可平稳的进行激素减停。

　　中医学把骨质疏松症归属于骨痿、骨枯、骨痹范畴,其发病机制主要为肾虚脾虚。肾为先天之本,肾主骨、藏精,肾精充足,则筋骨坚强有力,所以治疗骨质疏松当以补肾为第一要素;中医学认为脾为后天之本,脾虚则肾精亏虚,生化乏源,筋骨失养,骨骼脆弱无力,导致骨质疏松,治宜补气养血,健脾调肝;再则气滞血瘀,寒湿凝滞,血脉痹阻,内伤正气,精气不得内充于骨,久则伤筋败骨,发病骨质疏松,治宜活血化瘀、祛湿通络。

　　抗骨质疏松汤是基于中医"肾主骨""脾肾相关"及"活血化瘀"等理论,结合现代生命科学和医学研究成果,汲取民族医药的精华,

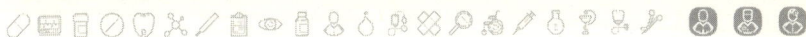

精选药物组方而成。

抗骨质疏松汤基本组方主要包括淫羊藿、骨碎补、黄芪、丹参、自然铜、木豆叶、硬骨藤、狗骨提取物等三十二味。以上诸药配伍应用补肾壮骨、健脾益气、活血通络、祛湿镇痛。

本组方阴阳双补、肾脾同调、标本俱治、补泻有致、温而不燥，全方位对机体整合调节，提高机体免疫功能，调节内分泌，纠正钙代谢紊乱，延缓衰老，治疗骨质疏松症确有较好疗效，充分发挥了中医药的优势。

本组方经骨密度、骨生物力学、放免、骨代谢生化、骨组织形态计量学等实验研究提示：显著提高骨密度、增加骨矿含量、改善骨生物力学状态；具有抑制破骨细胞活性、抑制骨吸收，直接促进骨细胞增殖的双重作用；具有类性腺激素样作用，但无人体雌激素替代疗法（ERT）的弊病；可以增加肠黏膜钙离子的吸收作用；具有直接调节钙代谢及促进骨折愈合的作用；具有较好的活血化瘀和镇痛作用；调节体内微量元素的平衡，使骨组织力学特性得以加强；动物急性安全性实验显示安全无毒。

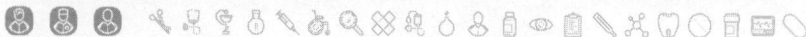

适量喝啤酒不易患上骨质疏松

据一项最新研究发现，经常喝啤酒的女性其骨骼会变强壮，从而降低患骨质疏松症的概率。科研人员将其研究成果发表在权威学术杂志《自然》上。

研究者咨询了 1700 名平均年龄 48 岁的健康女性，了解她们喝酒的习惯，并对她们进行超声波扫描，结果显示喝啤酒的女性手部骨骼更加紧密。之所以选择她们的手部是因为手指骨骼一般是最早出现骨质疏松变化的。

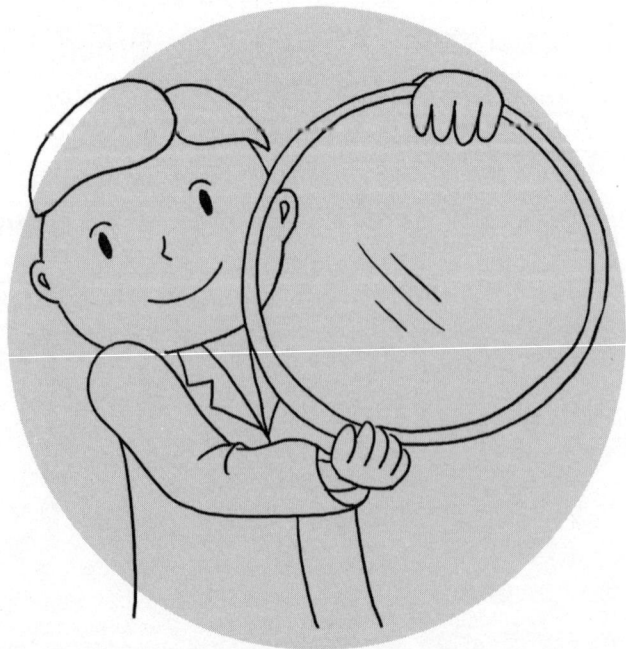

研究结果显示，喝啤酒较少的女性（每天少于500ml）与中度饮酒的女性骨骼状况一样良好，这说明即使喝少量啤酒也会预防骨质疏松症。

对于啤酒能保持骨骼健壮的原因，科研人员解释说，啤酒中含量很高的硅会减缓骨质疏松的速度，加快新骨骼的形成。而且，啤酒中还富含有助于保持骨骼健康的植物雌激素。西班牙的研究者说："硅在骨骼形成过程中发挥着重要作用，而在西方的饮食结构中啤酒被认为是硅的最重要摄入源。"不过研究发现，喝葡萄酒无助于防治骨质疏松症。

骨质疏松症患者的运动强度

骨质疏松症的运动强度和持续时间一般原则：运动定量化是制定骨质疏松症运动处方的关键，针对个体运动能力的差异、骨密度及是否有骨折来制定运动疗法方案。进行有氧耐力运动的运动强度可用以下指标。

（1）心率。作为训练时运动强度的指标，称目标心率或靶心率。运动的目标心率是根据个体的最大心率来计算的，如用最大心率乘以百分数可得到运动的目标心率。

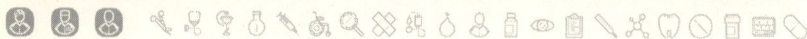

（2）自觉运动强度 RPE 分级。RPE 可以独立或结合心率评定有氧耐力训练的运动强度。RPE 分级表中，12 ~ 13 相当于最大心率的 60%，16 相当于最大心率的 90%。

无骨折的骨质疏松症患者应在 12 ~ 13 的范围内进行运动训练。运动强度因不同个体和骨质疏松的不同程度而有差异，运动强度逐渐增加才能使骨强壮。运动负荷应在骨能承受的机械应力范围之内。低水平运动有维持骨密度作用，高水平运动可加强骨量以适应新的环境。最小量的适宜运动类型，有刺激成骨细胞的作用。

（3）运动持续时间。每次运动训练时应有准备活动和整理运动（10 ~ 15 分钟），运动持续时间一般 20 ~ 30 分钟。骨质疏松症患者不宜进行高强度短时间的运动，应进行低强度较长时间的运动。在运动开始的第 1 周，要进行低、中等强度运动 20 ~ 30 分钟，运动 2 ~ 4 周后出现正常的运动反应且无并发症时，运动时间可以从 20 分钟逐渐增加。严重骨质疏松患者也可进行间歇运动。运动频度通常为每周 3 次。

芝麻核桃巧治骨质疏松

老年性骨质疏松症治疗可试试以下办法。

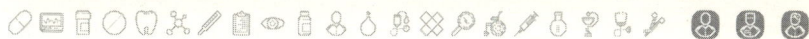

（1）芝麻核桃仁粉。取黑芝麻250g，核桃仁250g，白砂糖50g。将黑芝麻拣去杂质，晒干，炒熟，与核桃仁同研为细末，加入白糖，拌匀后瓶装备用。每日2次，每次25g，温开水调服。能滋补肾阴，抗骨质疏松。

（2）桃酥豆泥。取扁豆150g，黑芝麻25g，核桃仁5g，白糖适量。将扁豆入沸水煮30分钟后去外皮，再将豆仁蒸烂熟，取水捣成泥。炒香芝麻，研末待用。油热后将扁豆泥翻炒至水分将尽，放入白糖炒匀，再放入芝麻、白糖、核桃仁炒匀即可。能健脾益肾，抗骨质疏松。

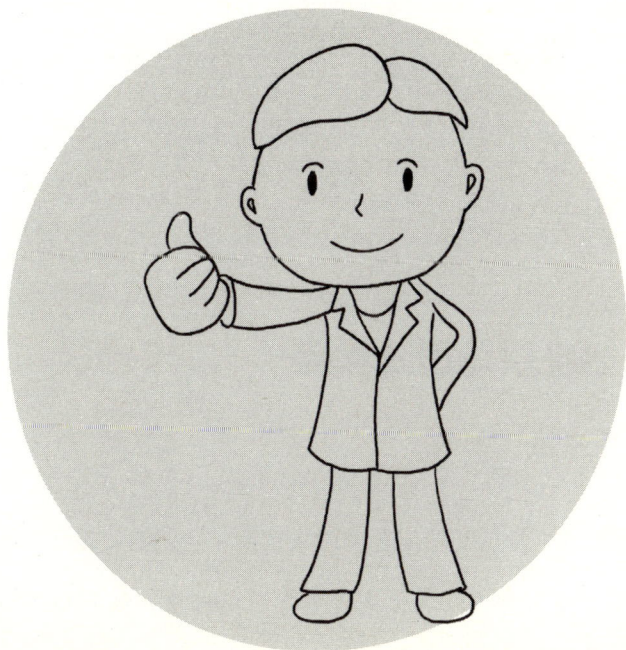

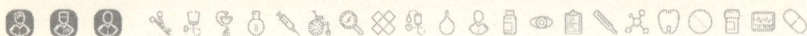

（3）红糖芝麻核桃糊。取红糖、黑、白芝麻、核桃仁粉各 25g，藕粉 100g。先将黑、白芝麻炒熟后，再加核桃仁粉、藕粉，用沸水冲匀后再放入红糖搅匀即可食用，每日一次冲饮。能补钙，适用于中老年缺钙者。

骨质疏松患者的食物选择

（1）应多吃含钙丰富的食品，如各种发酵类、谷类食品，各种乳类，以牛奶为例，250g 的牛奶中含钙量为 250g。鸡、鱼、瘦肉、蛋类、绿叶蔬菜或黄、红色蔬菜、水果、豆制品、虾皮含钙量都很高。

（2）注意多食用维生素 D、维生素 A 含量丰富的食品，如蛋黄、动物的肝脏、黄、红色蔬菜、水果等，都有助于补充体内维生素 A。

警惕冬季骨质疏松症

调查发现，老年人在冬季骨折的发生率比其他季节要高出 24%，最易发生骨折的部位有椎体股骨颈、桡骨远端和肱骨髓端处。究其原因，主要是由于人体内维生素 D 的浓度在冬季显得特别低，

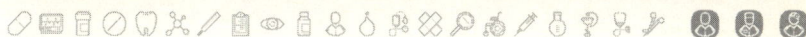

而影响钙磷的正常吸收和骨化作用，使骨的一个单位容积内骨组织总量减少，稍轻的外力作用即可导致骨折。同时，骨质疏松症也是导致老人摔倒易骨折的直接原因。

我国目前已明确诊断为"骨质疏松症"的患者高达5000万人，其中绝大多数为50岁以上的老人。老年期的骨质疏松症实际上是人体长期缺钙的一种结果。一般而言，男性32岁，女性28岁以后骨钙就开始流失，随着年龄的增加，这种流失的速度也随之加快，到60岁时已有50%的骨钙流失掉，因而预防骨折，防治骨质疏松，补钙要从现在做起。

饮食营养与骨质疏松症的发生有很大关系，18岁以下的儿童及青少年，每日应摄取1200mg钙质，成年人则每日应摄取800mg钙质，同时要多摄取维生素D，帮助身体更容易并且更有效地吸收钙质。食物中含有丰富维生素D的有沙丁鱼、鱼肝油等，膳食钙如由于某些原因不能满足需要，在必要时也可补钙剂。

冬季，特别是北方的一些城市，含钙食物比较缺乏，通过日常的饮食，已不能补充足量的钙，可以在医生的指导下通过服用钙制剂来补充。晒阳光也不失为一种补钙方法。冬季太阳比较温和，适合多在户外晒晒太阳。上午6～9时，阳光以温暖柔和的红外线为主，是一天中晒太阳的一个黄金时段，上午9～10时，下午4～7时，

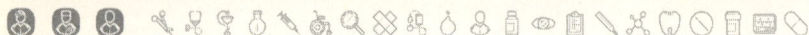

阳光中紫外线 A 光束增多，是储备体内"阳光激素"—维生素 D 的大好时间，而上午 10 时 ~ 下午 4 时，对皮肤有害的紫外线 B 光束和 C 光束含量最高，应尽可能避免接触。

少喝可乐可防止骨质疏松症的发生

骨质疏松症并非老年病，女性也可能年纪轻轻就患上此病。最近一项研究显示，汽水会加速骨质流失，尤其爱喝可乐的少女，骨折的概率是不喝汽水者的 5 倍！

少女们，下次到快餐店，或许考虑汽水以外的饮料吧。

过去一般认为，骨质疏松症属于老年疾病，尤其是女性停经后常见的疾病。但是，哈佛大学公共卫生研究所最近有研究显示，喜欢喝汽水类饮料的少女，骨折的概率是不喝汽水者的 3 倍，而爱喝可乐的少女，骨折的概率是不喝汽水类饮料的 5 倍。

这项研究是调查波士顿 400 名年龄介于 14 ~ 16 岁少女喝饮料的习惯后，所得出的结论。研究人员说，目前仍不清楚，喝可乐与骨折之间的关联，但是可乐中的磷酸可能是造成易骨折的原因，研究显示，磷酸对骨质有害，因为磷酸对钙的新陈代谢和骨质有不利影响。另一方面，喝可乐的年轻女孩可能是牛奶摄取量不足，使身

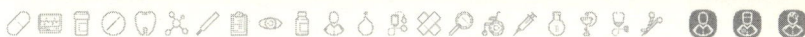

体缺乏钙质，因而易骨折。

吃对蔬果也可预防骨质流失

骨质疏松症开始的时候并没有明显病症，但一旦发生状况，病情可能很严重。因此，平时应通过预防以防止骨质变少，方法是通过健康的饮食，以及健康的生活方式以摄取足够的钙质，使骨骼坚强。

许多人都知道，牛奶、乳酪等乳类产品，是钙的最好来源。其实，蔬菜水果也具有预防骨质流失、防止骨质疏松症的良好功效。一项对1000名妇女所做的研究显示，那些饮食习惯偏向高蔬菜水果的妇女，也即饮食中富含钾、镁、纤维和维生素C的妇女，比起那些饮食中含这类营养素极少量的妇女，很明显地有较高的骨质密度。蔬菜中的白菜、苋菜、花椰菜、芹菜、紫菜、红萝卜、白豆等都是含较多钙质的食物，平日应多摄取。

骨质疏松症患者的日常保健

（1）多吃含钙及蛋白质的食物，多喝牛奶及奶制品，多食深绿

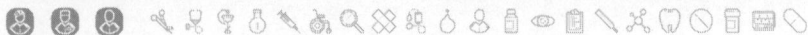

色蔬菜。牛奶及豆制品含钙较多，鱼、鸡、牛肉蛋白质含量丰富。

（2）豆类及豆制食品含有大量的钙质，可多食用。

（3）炖排骨汤时，可加一些醋让大骨中的钙释出。

（4）避免过量的茶、咖啡、烟等刺激性的东西，忌烟、忌酒。

（5）多晒太阳，每日至少有 15 ~ 60 分钟的户外活动，晒太阳以增加体内维生素 D，可帮助身体中钙的吸收，强化骨质。

（6）适量运动，可以改善骨骼的血液供应，增加骨密度。

（7）保持正确姿势，不要弯腰驼背，以免增加骨骼的负担。

（8）不要经常采取跪坐的姿势。

（9）40 岁以上者，应避免从事太激烈、负重力太大的运动。

（10）老年人应慎用药物，如利尿剂、四环素、异烟肼、抗癌药、泼尼松等均可影响骨质的代谢。

（11）防止各种意外伤害，尤其是跌倒，容易造成手腕、股骨等处的骨折。

（12）定期做 X 光摄影及骨质密度检查。

跳绳竟能摆脱骨质疏松

谜面：价格低廉、不限场地、方便灵活、老少皆宜，打一个运

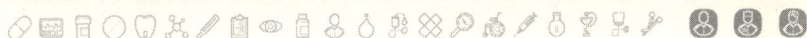

动项目。

谜底：跳绳。

跳绳有许多益处，增强肺活量、免疫力等。对于不同的人群来讲，有不同的益处。

（1）增强小胖子的灵活性和协调能力

没事爱吃垃圾食品、整天学习而运动不足，造成现在的小胖子越来越多了。

有位英国著名的健身教练统计过，以半个小时消耗的热量为标准，将各种运动方式做一个整体比较，结果是：田径 450 cal，篮球 250cal，自行车 330 cal，慢跑 300 cal，散步 75 cal，跳绳 400 cal。通过比较，就可以明显地看出跳绳的优势，而学习紧张的孩子，基本上只要半个小时，就能使全身肌肉结实，消除臀部和大腿上的多余脂肪，达到运动量的要求，而不至于肥胖过度了。

（2）缓解白领的颈椎腰椎酸痛

白领人群，也是运动老大难。整天端坐在电脑前面，平时很少从事剧烈的运动，一旦运动后，必定几天都浑身酸痛无法缓解；而规律性太强的运动，例如瑜伽，又很难做到按时、按周期完成。所以跳绳，由于简单易行、不限场地的特点，不仅可以成为白领每天随意进行的运动，而且骨科教授杨茂伟也认为，跳绳还有助于缓解

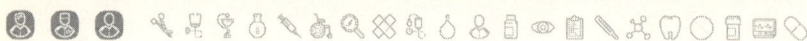

肌肉酸痛。

这是因为跳绳是一项可以协调全身的运动，因此能够增加全身肌肉的强度，在摇绳的同时，也能让手臂和肩膀参与进来，肩膀、腰部的肌肉，都能得到充分的锻炼。长期跳绳，肌肉强度增强，肩颈、腰部酸痛自然能够缓解。

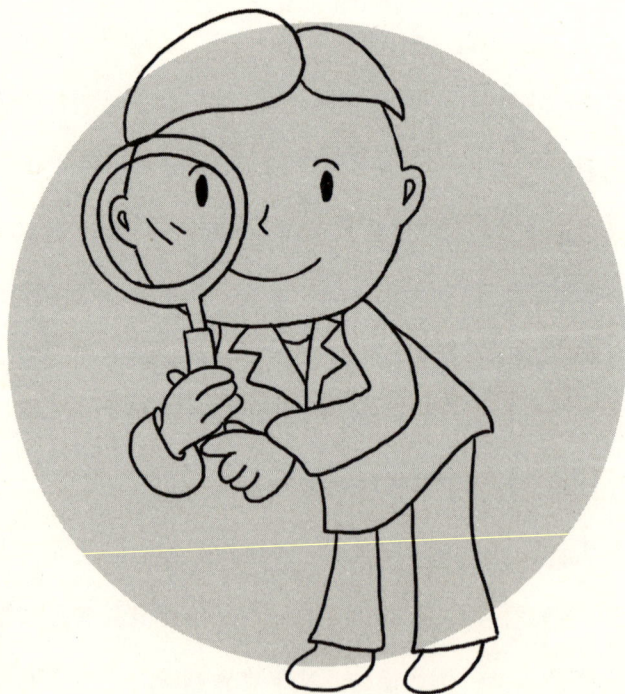

（3）减少中老年人心血管疾病发作的概率

冠心病、心肌梗死这些心血管疾病，也困扰着许多中老年人，

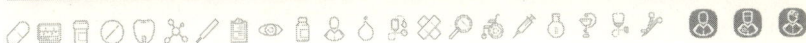

有什么适合他们的运动健身方式呢？

有德国专家做过统计，跳绳的确能够有效减少心血管疾病发作再次住院的次数，减少心脏支架的概率，还能够缓解冠心病的恶化。

这是因为跳绳能够有效促进心、肝、肺、脾、胃、肾等内脏器官的血液流通，加快新陈代谢，从而提高脏器的功能。专家提示，患有心肌梗死的患者，也可以跳绳，但要控制好频率，不要太快。

跳绳还能有效地促进骨细胞代谢，防止骨质疏松。人体骨骼中的钙含量，就好像一座银行一样，只有趁年轻不断地存入，到老了的时候才不至于骨质疏松、严重缺钙。而跳绳就有增加骨强度的作用。

（4）静脉曲张患者不适合跳绳

跳绳虽好，并不适合所有人群。患有静脉曲张、关节病变及行动不便的人群是不适合跳绳的。

静脉曲张，是由于长时间维持一个姿势很少改变，血液蓄积在下肢，日积月累地破坏静脉瓣膜，而产生静脉压过高，造成静脉曲张。而跳绳这种运动，主要作用力就是在下肢，不断重复的跳跃运动，容易造成下肢肿胀，导致病情恶化。像老师、营业员、护士等需长时间站立的都是静脉曲张的高发人群。因此，对于这些人群，最好到医院做相关的检查，确定没有静脉曲张后，再做跳绳运动。

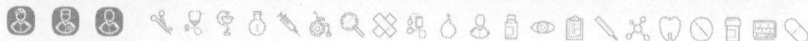

骨质疏松患者喝点粥

（1）羊骨粥。羊骨100g左右，粳米100g，细盐少许，葱白2根，生姜3片。取新鲜羊骨，洗净槌碎，加水煎汤，然后取汤代水，同米煮粥，待粥将成时，加入细盐、生姜、葱白，稍煮沸即可。

药物功效：可起到补肾健骨作用。

（2）菟丝子粥。菟丝子60g（新鲜的可用100g），粳米100g，白糖适量。先将菟丝子洗净后捣碎，加水煎取汁，去渣后入米煮粥。粥将成时加入白糖，稍煮即可。

药物功效：腰膝酸痛、腿脚软弱无力、体弱虚衰的患者，坚持服用，颇有效益。

（3）枸杞羊肾粥。枸杞叶250g，羊肾1只，羊肉100g，葱白2根，细盐少许，粳米100g，将羊肾剖洗干净，去内膜切细，再把羊肉洗净切碎，用枸杞叶水煎汁去渣，同羊肾、羊肉、葱白、粳米一起煮粥，待粥成后，加入细盐，稍煮即可。

药物功效：羊肾对肾虚劳损、腰脊冷痛、足膝痿弱等症颇有效。

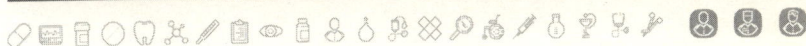

健康五步走预防骨质疏松

（1）钙摄入不足是发生骨质疏松症的主要原因。钙也是心脏、肌肉、神经保持正常功能以及血凝的必需营养素。据 2002 年《中国居民膳食营养与健康状况》调查结果显示：我国城乡居民每日钙摄入量为 388.8mg，城市为 438.6mg，农村为 369.6mg。而营养学会公布的每日钙摄入推荐量为 800mg，这说明，我国居民的膳食钙摄入普遍不足，尤其是许多妇女和年轻女性的钙摄入量不到推荐量的一半。

钙的重要的饮食来源包括乳制品、深色或绿叶蔬菜、带鱼骨的鱼、坚果和强化食品。如果通过食物难以获得充足的钙量，可以服用钙补充剂。

（2）补钙也要补维生素 D。需要注意的是，补钙的同时也应注意补充维生素 D，因为钙的吸收必须有维生素 D 的参与，阳光照射和食物是维生素 D 的两个主要来源。它主要在皮肤合成，平均每天接受 20 ～ 30 分钟的光照，即可满足人体维生素 D 的需要量。

（3）规律运动有助壮骨。运动对保持骨骼健康也很重要，尤其是负重运动，可以增加骨峰值和减少及延缓骨量丢失。如果在儿童和青少年时期有规律运动，就可以在 25 ～ 30 岁获得更高的峰值骨量。

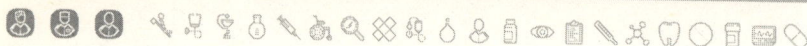

而且运动可使肌肉发达，增强肌力，同样也可以帮助骨骼保持粗壮、骨密度高。对骨骼健康效果最佳的运动如散步、远足、跳舞、爬楼梯、慢跑等。

（4）另外，中老年人也注意预防跌倒，尤其要注意防止夜间上厕所跌倒。因为跌倒是老年人髋部骨折的常见原因，髋部骨折后的死亡危险在骨折后半年内最高。新加坡一项最新研究显示：280 例 60 岁以上患者髋部骨折发生后 1 年内死亡的占 26%，而存活的 74% 人群中有 9% 卧床，24% 要坐轮椅，39% 需要他人帮助才能行走。

（5）定期进行骨密度测试。骨密度测试是目前唯一的诊断骨质疏松症和评价骨折风险的方法。由于骨质疏松症通常可以无声无息直到发生骨折才被发现，因此早期诊断很重要。骨密度检测可以确定是否需要进行药物治疗，但是值得注意的是，骨折患者不一定都是骨密度低，而骨密度低也不一定都会骨折。

预防骨质疏松的十宜十不宜

（1）宜摄入天然富含钙、磷、铁、锌等矿物质和维生素 D 的食物，如豆制品、乳制品、海产品、绿叶蔬菜、菌藻类、瘦肉等。不宜偏食或过分依赖补品和保健品。

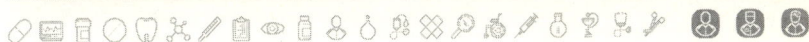

（2）宜低盐饮食，每天盐的摄入量不要超过5g。饮食不宜过咸，少吃咸菜等食品。

（3）宜摄入适量的蛋白类食物。成人每天摄入蛋白质的量应为1.2g/kg体重。不宜过度追求高蛋白饮食。

（4）宜养成良好的生活习惯。不宜吸烟、过量饮酒、喝咖啡和碳酸饮料。

（5）宜参加适合自身健康状况的户外运动，如散步、打太极拳、打门球、跳舞等。不宜进行超负荷的剧烈运动。连续运动时间最好不超过2小时。

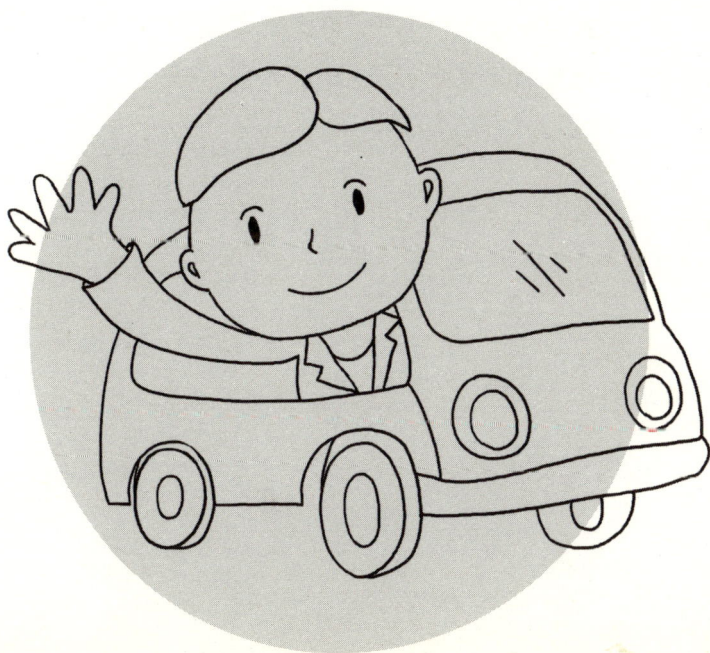

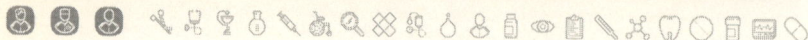

（6）宜适当的性生活。不宜封闭自己。

（7）宜穿着舒适、松软的衣裤和鞋。不宜穿紧身、过硬的服装，避免影响起坐、行走时关节的功能。

（8）宜保持正确的坐姿、站姿和行走姿势，锻炼平衡能力。不宜弯腰、弓背或抬举重物。避免跌倒。

（9）宜定期到医院做骨密度检查，骨密度降低并出现腰背及关节痛时，要及时应用抑制骨丢失、促进骨生成的药物治疗。不宜滥用止痛药和激素类药。

（10）宜进行综合治疗，如营养、运动、药物及物理治疗，定期复查，自己掌握治疗效果。不宜消极抵制预防性治疗或只单纯使用超大剂量的补钙药物。